LES MÉTHODES

DE

PRÉPARATION ET DE COLORATION

DU

SYSTÈME NERVEUX

LES MÉTHODES

DE

PRÉPARATION ET DE COLORATION

DU

SYSTÈME NERVEUX

PAR

Bernard POLLACK

Traduit de l'allemand par M. Jean Nicolaïdi
Externe des Hôpitaux

AVEC PRÉFACE DE P.-E. LAUNOIS
Médecin des Hôpitaux
Professeur agrégé à la Faculté de médecine

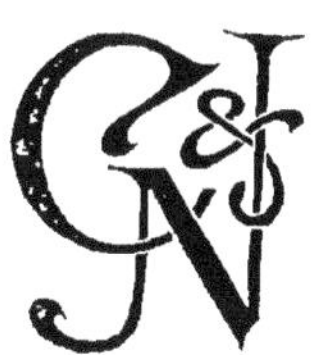

PARIS

GEORGES CARRÉ et C. NAUD, ÉDITEURS

3, RUE RACINE, 3

—

1900

INTRODUCTION

A

L'ÉDITION FRANÇAISE

———

Le succès si mérité qu'a obtenu dans les laboratoires étrangers le *Manuel* que POLLACK a consacré à l'*étude histologique du système nerveux*, a engagé MM. Carré et Naud à en publier une édition française. Ce petit livre sera bien accueilli, nous en avons la conviction, par tous ceux qui, chez nous, poursuivent des recherches d'anatomie normale et pathologique.

Au cours de ces vingt-cinq dernières années, une véritable révolution s'est faite dans nos connaissances sur la structure normale du système nerveux et sur les altérations pathologiques dont il peut être le siège. Grâce aux améliorations des microscopes, grâce surtout aux perfectionnements des procédés de technique (fixation et coloration). on a pu mieux apprécier les caractères morphologiques des éléments nerveux, mieux interpréter leurs relations histologiques et physiologiques.

Les premiers progrès datent de l'application de la méthode au chromate et au chlorure d'argent ; découverte par GOLGI en 1873, elle a été mise en pleine valeur par RAMON Y CAJAL, à partir seulement de 1888. Ils datent aussi de 1886, époque à laquelle EHRLICH a découvert que l'injection intra-veineuse d'une solution de bleu de méthylène, pratiquée chez un animal vivant, détermine la coloration exclusive des éléments nerveux, dès que les tissus ainsi injectés arrivent au contact de l'air. A ces deux méthodes principales il faut joindre celles de NISSL, de MARCHI et aussi celle que WEIGERT a imaginée pour obtenir la coloration exclusive de la névroglie.

Se basant sur les notions nouvellement acquises, WALDEYER pouvait édifier *la théorie du neurone*, aujourd'hui classique. En même temps se trouvait résolu le problème de l'origine et de la constitution de la névroglie qui, pendant si longtemps, avait divisé les histologistes.

Les découvertes, qui se succédaient dans le domaine de l'histologie du système nerveux, venaient confirmer celles qu'avaient permis de faire d'autres moyens d'investigation. L'étude des dégénérations secondaires avait permis à TÜRCK, à BOUCHARD, à CHARCOT et à ses élèves, à TURNER, à FLECHSIG, à VON MONAKOW de suivre les altérations qui surviennent dans les fibres nerveuses des centres, lorsqu'elles sont séparées spontanément ou artificiellement de leurs cellules d'origine. On savait que toute fibre nerveuse est une expansion d'une cellule nerveuse et on supposait que, dans cette unité anatomique, la dégénérescence se montrait seulement dans les parties qui cessaient d'être en relation avec la cellule. L'application de la théorie du neurone permit de préciser les lois de cette dégénérescence, de déterminer le sens (ascendant ou descendant) suivant lequel elle se fait et de fixer son étendue. De même les résultats, obtenus par l'étude des altérations du névraxe consécutives aux atrophies périphériques congénitales, accidentelles ou expérimentales (méthode de Gudden), furent confirmés d'une façon éclatante. Quant aux recherches embryologiques, celles qui avaient permis à Flechsig d'édifier sa méthode de la myélinisation, elles furent singulièrement facilitées.

Étant donné que tous ces progrès que nous venons de rappeler n'ont été réalisés que par le perfectionnement des méthodes d'investigation, on comprend, sans qu'il soit besoin d'insister, toute l'importance d'une bonne technique et aussi toute l'utilité d'un manuel qui, comme celui de Pollack, renferme tous les procédés actuellement employés. Dans sa traduction, mon élève, Jean Nicolaïdi, a cherché, tout en se rapprochant le plus possible du texte, à conserver l'ordre, la précision et la clarté qui constituent les qualités dominantes de ce petit livre éminemment pratique ; il s'est bien acquitté de la tâche qu'il avait entreprise.

P.-E. LAUNOIS,
Médecin des Hôpitaux
Professeur agrégé à la Faculté de médecine.

Novembre 1899.

PRÉFACE

DE

LA DEUXIÈME ÉDITION

J'ai accueilli avec d'autant plus de plaisir l'invitation que me faisait mon éditeur de préparer une deuxième édition de cet ouvrage, qu'elle me fournissait l'occasion, tant de fois désirée, d'y faire toute une série de modifications ; j'ai fait, en effet, quelques additions importantes et quelques minimes suppressions.

N'ayant aucune raison sérieuse de modifier mon plan primitif, j'ai cherché à corriger un certain nombre d'imperfections qui m'avaient frappé et j'espère avoir réussi. Ayant reçu de plusieurs côtés des indications précieuses, j'en suis heureux et je tiens à remercier de tout cœur, aussi bien mes très vénérés maîtres *Wilheelm Waldeyer* et *Carl Weigert*, que MM. les Prs *Edinger* (Francfort-sur-Mein). *Kraus* (Berlin), *Laskowski* (Genève) et *Ziehen* (Iéna) et enfin mon ami, le Dr *E. Flatau*.

J'ai, dans cette édition, ajouté un nouveau chapitre sur la préparation de la rétine.

Il me reste enfin à répéter ici ce que j'ai dit en tête de ma première édition : le but que j'ai poursuivi a été surtout de donner aux neurologistes un petit aide-mémoire aussi commode que possible.

J'exprime enfin toute ma gratitude à mon éditeur qui m'a permis de réaliser pleinement mes vœux.

Berlin, le 30 novembre 1897.

Institut anatomique.

POLLACK.

PRÉFACE

DE

LA PREMIÈRE ÉDITION

Ce petit livre s'adresse surtout à ceux qui s'occupent de recherches sur l'histologie du système nerveux central. Il ne peut être utile à ceux qui débutent dans l'étude de l'histologie ; il n'est pas un manuel de microscopie et il ne peut remplacer un ouvrage de ce genre. J'ai, au contraire, de parti pris, éliminé toute une série d'indications qu'on peut trouver dans tout manuel de technique histologique, ou je les ai traitées si rapidement, que j'ai supposé comme étant acquises certaines notions élémentaires et une certaine expérience.

Imitant l'exemple qui m'était donné par l'excellente technique de *Goodall*, j'ai cherché à mettre un aide-mémoire commode et d'un format maniable à la disposition de ceux qui s'intéressent à cette branche des sciences anatomiques.

Grâce à l'activité incessante de ces dernières années, elle a pris une importance et une étendue telles, qu'il est impossible de se rappeler toutes les méthodes parfois si compliquées qui sont mises en usage ; une existence d'homme ne suffirait même pas pour contrôler par soi-même toutes les découvertes qu'on publie.

J'ai fait tous mes efforts pour mettre surtout en valeur les notions nouvelles qui nous sont utiles et que nous pouvons considérer comme acquises. Étant données les difficultés du choix, on voudra bien me pardonner les omissions que j'ai pu commettre. Il m'a semblé bon de traiter rapidement certains points et de m'étendre sur d'autres d'une façon plus détaillée. C'est ainsi que la coloration de *Nissl*, la méthode de *Marchi* et la méthode au chromate d'argent de *Golgi* ont été de ma part l'objet d'une description des plus précises. J'ai tenu aussi à donner toute l'importance qu'elle mérite à la *méthode de coloration de la névroglie de Weigert*; en dehors du grand travail de cet auteur et des publications périodiques dans les journaux, on ne trouve sur elle aucune indication précise dans les traités d'histologie.

Afin de donner une vue d'ensemble de chaque méthode, j'ai adopté presque toujours comme mode d'exposition celui qui sert à la rédaction des formules d'ordonnance, ne pouvant suivre meilleur exemple que celui que nous a donné *Kahlden* dans sa technique. J'ai aussi fait suivre l'exposé de chaque méthode de quelques remarques et critiques; mon ami, le Dr *E. Flatau*, a bien voulu m'aider dans cette tâche.

Je tiens à remercier de la façon la plus sincère mes très-vénérés maîtres, MM. *Waldeyer* et *Weigert,* pour l'intérêt bienveillant qu'ils m'ont témoigné de la façon la plus cordiale. Aussi c'est à eux que je dédie mon modeste travail.

Berlin, le 20 février 1897.

Institut anatomique.

POLLACK.

I. La technique des coupes du cerveau.

La possibilité de pouvoir examiner macroscopiquement et microscopiquement le système nerveux central
des vertébrés exige nécessairement la réalisation de
plusieurs conditions : tout d'abord il faut pratiquer l'ouverture de la calotte crânienne ou de la colonne vertébrale
et extraire les organes de leurs enveloppes protectrices
(auxquelles il faut joindre la dure-mère) ; puis faire certaines coupes permettant autant que possible un examen
précis des parties intérieures et enfin des préparations
microscopiques avec ou sans l'aide de la méthode des
colorations.

Bien que la première et la seconde manœuvres soient
relativement simples et avant tout familières à tout anatomiste, qu'il nous soit permis quand même d'en esquisser
en quelques mots les différents temps.

Après avoir sectionné la peau du crâne par une
incision allant d'une oreille à l'autre et passant par dessus
les deux os pariétaux et avoir rabattu les lambeaux en
avant et en arrière (jusqu'au rebord orbital d'une part et

la protubérance occipitale externe d'autre part), on enlève la calotte crânienne (après avoir séparé les muscles tem poraux par une incision horizontale) soit à l'aide d'une scie, soit comme on le fait le plus souvent en France avec le ciseau. *Déjerine* fait remarquer, non sans raison, que l'emploi de la scie peut facilement entraîner une lésion de l'écorce cérébrale, le crâne présentant sur sa surface des points d'épaisseur et de densité différentes. Il conseille pour cette raison de réserver l'usage de la scie pour les cas où le crâne a été le siège de fractures. Cependant il nous semble qu'avec un peu d'exercice et d'attention, en observant avec soin les changements des bruits de la scie, ces lésions peuvent être tout aussi facilement évitées qu'en employant le ciseau que préfère *Déjerine*.

Après avoir enlevé la calotte crânienne et examiné suf- fisamment la dure mère au point de vue de ses anomalies et de ses variations extérieures, on la sectionne avec des ciseaux soit par une incision circulaire, soit, ce qui vaut mieux encore, par l'incision cruciale connue. On peut alors procéder à l'extraction du cerveau de la cavité crâ nienne. Pour ce faire, on introduit la main gauche sous les lobes frontaux, on soulève avec précaution l'organe et on sectionne successivement avec le scalpel les paires crâniennes à la base, les artères vertébrales, on sépare le cervelet, on sectionne enfin soit le bulbe soit la moelle épinière. Il devient dès lors facile, avec l'aide de la main droite, d'enlever le cerveau tout entier.

On ne saurait assez recommander d'éviter complète ment toute traction, tout tiraillement pendant ces manipulations ; car, sans compter que les pédoncules se déchirent facilement, de pareilles manœuvres pourraient amener la production de lésions artificielles qui seraient la cause d'erreurs au cours des recherches ultérieures (Méthode de *Marchi,* par exemple).

L'ouverture du rachis et l'extraction de la moelle épinière, après section des paires rachidiennes, sont simples et n'ont pas besoin d'être exposées autrement.

Les manipulations auxquelles est soumis le cerveau à partir du moment où il est mis en contact avec un liquide actif (destiné à le durcir ou à le fixer) seront exposées plus loin, après que le procédé des *coupes cérébrales proprement dites* aura été indiqué.

Pendant que l'anatomie normale utilise encore d'une façon générale la vieille méthode de *Gallien* (1), il a été créé par *R. Virchow,* depuis environ cinquante ans pour l'anatomie pathologique, une nouvelle technique des coupes qui, tout en conservant autant que possible la connexité des parties, permet d'avoir une vue d'ensemble des modifications survenues. Cette *méthode de Virchow* comporte dans ses lignes principales les manœuvres suivantes.

Après avoir écarté l'un de l'autre dans la scissure interhémisphérique les deux hémisphères, on fait une coupe verticale dans le corps calleux de chaque côté du raphé, pour ouvrir la portion moyenne (cella media) du ventri-

---

(1) Compar. Siemerling-Edinger. *Zeitschrift f. Psych.*, 1894, p. 349 ff.

cule latéral. Pour mettre à nu les cornes antérieures ou postérieures, on fait des coupes horizontales dans les lobes antérieurs et les lobes postérieurs du cerveau. On saisit de la main gauche la cloison transparente (septum pellucidum), derrière le trou de Monro, on passe le couteau à travers ce trou et on sectionne le corps calleux obliquement en avant et en haut.

Toutes les portions (corps calleux, septum pellucidum, fornix) sont dépouillées de la toile choroïdienne. On introduit par devant le manche du scalpel sous la toile choroïdienne, on la détache de la glande pinéale et des tubercules quadrijumeaux et, par une coupe longitudinale et verticale, on sectionne les tubercules quadrijumeaux et le cervelet jusque dans l'aqueduc de Sylvius et le quatrième ventricule.

Les hémisphères sont découpés par des sections allant de dedans en dehors, de façon que, chaque coupe suivante passant par le milieu de la surface de section existante, la nouvelle moitié soit de nouveau réduite de moitié.

La couche optique et le corps strié sont coupés par des sections radiées en éventail, dont le point de départ commun est le pédoncule cérébral.

La *méthode française* permettant une localisation précise des lésions en foyer est la *plus usitée pour des recherches microscopiques ultérieures*. En suivant cette méthode, on partage les hémisphères, après les avoir séparés et dépouillés de la pie-mère, en plusieurs portions par des *coupes frontales*. La première coupe est faite à

5 centimètres environ du sillon central (sillon de Rolando);
la deuxième à 1 centimètre du sillon perpendiculaire in
terne; l'hémisphère est ainsi partagé en trois segments :
région préfrontale, région occipitale, et région fronto-
pariétale. Cette dernière est divisée par quatre autres
coupes; la première passe par les pieds des circonvolutions frontales (coupe pédiculo-frontale), la deuxième par
la circonvolution centrale antérieure (coupe frontale), la
troisième par la circonvolution centrale postérieure (coupe
pariétale), la quatrième par les pieds des circonvolutions
pariétales (coupe pédiculo-pariétale).

Cette méthode de *Pitres* a été un peu modifiée par
Nothnagel qui, après avoir séparé les deux hémisphères,
partage chacun d'eux par des coupes partielles, allant de
haut en bas et à vrai dire parallèles au sillon central. Les
points de départ de ces coupes sont le genou et le bec
du corps calleux, en avant ou en arrière duquel passent
immédiatement les coupes. En résumé, *Nothnagel* obtient,
comme *Pitres*, six coupes, mais qui se rattachent plus
étroitement à des points fixes donnés et qui permettent
ainsi de désigner d'un nom simple la partie du centre
ovale comprise entre deux coupes, d'après la portion cérébrale de la surface. Voici comment Nothnagel dé-
nomme les régions du centre ovale, en allant d'arrière
en avant :

1) Partie occipitale;
2)   —   pariétale;
3)   —   centrale postérieure;
4)   —   centrale antérieure;

5) —   frontale postérieure ;
6) —   frontale moyenne ;
7) —   frontale antérieure.

La *méthode de Meynert* (Vierteljahrschrift f. Psych., 1867. II) a été imaginée dans le but de peser isolément chacune des parties du cerveau. Le cerveau est divisé, pour ce genre de recherches, en manteau cérébral, tronc cérébral et cervelet ; la pie-mère n'est pas enlevée.

Ce genre de coupe n'a pas été généralisé ; quant à d'autres méthodes (*Nauwerk,* Sectionstechnik, Iena, 1891. *Burkhardt,* Microtomie des frischen Hirns. Centr. Bl. f. d. med. Wissenschaften. 1881. pg. 529. et *Byron Bram-well,* On a ready method of preparing large sections of the brain. Brain. vol. X, 1887-88, pg. 435). elles peuvent être passées sous silence ; nous mentionnerons seulement encore *la combinaison des méthodes de Virchow et de Meynert recommandée par Weigert.* Les ventricules sont ouverts par en haut, les gros ganglions séparés par une coupe arciforme qui met à nu la corne inférieure tout entière. Les hémisphères sont abordés par le dehors à l'aide de coupes, les unes frontales allant jusqu'au sillon de Rolando, les autres horizontales. De cette façon les différentes parties du cerveau peuvent être remises en place.

Les buts qu'il faut avoir en vue dans le choix de telle ou telle méthode sont bien différents. Néanmoins on peut, d'après *Siemerling,* considérer deux choses comme essentielles. Dans les cas d'affections cérébrales et surtout dans les lésions en foyer le point important est de préciser *le siège* et *l'étendue* de ces lésions. Pour cela la coupe doit être en rapport avec les besoins de la localisation éventuelle, et, comme les progrès réalisés récemment dans ce domaine n'ont été atteints qu'à l'aide d'une technique microscopique très minutieuse, on doit toujours avoir pour but la possibilité de recherches microscopiques très-complètes.

L'ancien axiome que *Virchow* a posé il y a plus de cinquante ans : « L'individualité du cas sera fixée par la méthode de l'examen » ne s'applique guère à un autre organe plus qu'au cerveau.

Quant à l'adaptation des coupes macroscopiques du cerveau à l'examen microscopique ultérieur, on peut dire d'une façon générale qu'il est impossible de considérer une méthode de coupes comme étant la plus avantageuse ; pour chacun des cas. il faut toujours tenir compte de certaines particularités.

La coupe de *Virchow* permet bien une vue d'ensemble macroscopique précise ; mais la séparation du cerveau en petits fragments maintenus à peine par la pie-mère rend un examen microscopique précis presque impossible. Les coupes en série ne peuvent pas être pratiquées dans ce cas, et la subdivision du manteau cérébral par des coupes variant constamment de direction rend le plus souvent difficile la localisation du siège d'un foyer.

Il ne nous suffit plus en effet aujourd'hui de savoir approximativement qu'un cerveau ne présente pas de lésions grossières dans son intérieur, étant donnés les différents cas qui peuvent se présenter.

La méthode de *Meynert* convient plutôt à l'anatomie normale et aux cas où l'on désire peser des parties isolées ; elle est applicable toutes les fois qu'il s'agit d'un examen isolé du manteau cérébral et de la masse du cerveau.

La méthode de *Pitres-Nothnagel* s'applique plus particulièrement à l'étude des lésions des parties centrales.

On ne saurait assez attirer l'attention sur l'importance qu'il y a à procéder avec soin à l'extraction du cerveau et de la moelle épinière et sur celle des manœuvres ultérieures. Beaucoup de cas décrits comme étant des anomalies résultent de lésions artificielles. Ainsi *Ira de Gieson* a montré comment une mauvaise technique peut être la cause de fausses interprétations, avec quelle facilité se produisent par exemple des hétérotopies artificielles, comment même on peut obtenir un « dédoublement » de la moelle épinière.

Pour l'examen microscopique ultérieur du cerveau, on emploiera donc la méthode française des coupes frontales en en pratiquant le moins possible, surtout dans la masse cérébrale. Une fois le durcissement obtenu on pratiquera d'autres coupes.

En ce qui concerne le poids du cerveau de l'homme ou de celui de quelques animaux, les quelques données suivantes doivent être rappelées (1). Pour les enveloppes du cerveau (en y comprenant le liquide contenu dans les espaces sous-arachnoïdiens) *Broca* évaluait le poids à

---

(1) Compar. aussi Obersteiner, Anleitung, etc., p. 128 ff. (III Aufl.).

55,8 respect. 48,7 grammes (chez l'homme ou chez la femme); le cerveau proprement dit pèse en moyenne:

1360 grammes chez l'homme
1230 — chez la femme
(D'après d'autres données, 1416 grammes chez l'homme
et 1260 — chez la femme.)
447^{gr},5 chez le nouveau-né.

Il en résulte, que le poids relatif du cerveau (c'est-à-dire le rapport du poids du cerveau au poids du corps entier) est de 1 : 40 — 60 (adulte) ou 1 : 8,3 (nouveau-né) (d'après *Miess* 1 : 5,9).

Le cerveau du nouveau-né est relativement beaucoup plus volumineux que celui de l'adulte. L'évaluation de *Thurnam* avec les chiffres de 1 : 33 et 1 : 31,9, n'a de valeur, d'après *Obersteiner*, que pour des adultes dont le développement n'est pas normal.

L'homme ne possède pas le cerveau le plus lourd; on le rencontre chez l'éléphant, dont l'organe atteint 4,000-4,600 grammes; vient ensuite la grande *baleine,* avec un poids cérébral d'environ 3,000 grammes (*Beauregard*); l'homme n'occupe donc que le troisième rang.

Chez le cheval, le poids atteint seulement 680 grammes, chez le gorille environ 500 grammes.

Bien que d'une façon générale, certains rapports paraissent exister chez l'homme sain entre le volume du cerveau et le développement de l'intelligence, on ne peut guère formuler à ce sujet de lois générales. Le cerveau de *Gambetta* ne pesait que 1,100 grammes; celui de *Turgenjeff* pesait presque le double (2,012 grammes); on

connaît par contre le poids de cerveaux de simples ou-
vriers qui dépassait 2,000 grammes. « Mais il semble
établi que le poids du cerveau doit dépasser le poids mi-
nimum de 1,000 à 900 grammes, pour que les fonctions psychiques puissent s'effectuer normalement »
(*Obersteiner*).

Les deux hémisphères ont presque toujours le même
poids (sauf chez les déments). Chez les *gauchers* l'hémisphère *droit* aurait d'après *Ogle* un poids supérieur de
quelques grammes. Chez les *droitiers* ce serait le contraire. *Meynert* a observé que chez les *aliénés le poids le
plus faible* s'observait chez les paralytiques et chez les
alcooliques chroniques.

Il est souvent utile et intéressant pour ceux qui s'occupent de neurologie, de connaître la capacité interne du
crâne afin d'en tirer immédiatement certaines déductions.
La plupart des méthodes de cubage (méthodes du sable,
du plomb, etc.) recommandées par *Welcker* sont la source,
comme il est d'ailleurs facile de le comprendre, de grossières erreurs ; le meilleur moyen à employer serait
encore le cubage par *l'eau*. D'après le conseil de *Zanke*,
on remplit d'eau à l'aide d'un verre gradué les deux parties
du crâne : la calotte sectionnée et la partie basale. La
quantité d'eau utilisée donne le nombre en centimètres
cubes de la capacité. On remplit également d'eau l'espace
libre de la moelle épinière, sans toucher à l'eau qui sert
au cubage ; si le canal médullaire a été préalablement ouvert, il faudra d'abord tamponner le trou occipital à l'aide
d'un bouchon ou d'un tampon d'ouate mouillée.

Si les crânes sont macérés, *Zanke* remplace la dure-mère par une vessie de porc ramollie dans l'eau et de dimension et minceur appropriées.

L'importance des différences numériques entre le poids cérébal (ce dernier supposé $= 1$) et la capacité crânienne est telle qu'on peut trouver chez des paralytiques des différences de chiffres de 10 — 580.

Broca a évalué la capacité moyenne, de 115 crânes du xII^e siècle, à 1426 centimètres cubes, celle de 125 crânes du xIX^e siècle (tous de Parisiens) à 1461,5 centimètres cubes; il conclut à une augmentation correspondante du poids du cerveau.

Durcissement du cerveau dans le but de la conservation.

(Préparations destinées aux Musées).

Qu'il s'agisse de conserver des cerveaux normaux dans un état de durcissement suffisant pour les besoins de démonstration, ou bien qu'il s'agisse d'augmenter les collections rares d'un musée, la technique moderne cherche à remplir dans la mesure du possible les deux conditions suivantes : conservation du volume et de la forme, conservation de l'architecture.

Le cerveau préparé doit se rapprocher le plus possible d'un cerveau frais.

Jusqu'à une époque relativement récente, on ne recherchait pas à remplir ces conditions et d'ailleurs on ne le pouvait pas : les collections préparées avec de l'alcool qu'on rencontre dans les instituts anatomo pathologiques en sont la preuve manifeste. Les efforts constants des neurologistes tendent à améliorer aussi bien la technique macroscopique que la technique microscopique :

C'est ainsi que maintenant, à côté des méthodes de durcissement dans l'alcool ou dans les sels de chrome, une série de procédés plus perfectionnés sont passés dans la pratique courante. Dans le cas où on veut laisser à l'organe sa configuration normale, il faut avant tout se souvenir que le cerveau lourd s'aplatit très facilement si on n'a pas soin de garnir amplement avec de la ouate molle le fond du vase qui contient le liquide.

Mais comme, malgré ces précautions, tout aplatissement ne peut guère être évité, on doit mettre en pratique le conseil de *Retzius,* c'est-à dire *maintenir le cerveau, fraîchement enlevé et encore recouvert de ses enveloppes, suspendu dans le liquide par un fil fixé au tronc de l'artère basilaire.* Si on enlève la pie mère pendant le durcissement, la portion frontale du cerveau descend au fond du vase, entraînée par son poids.

Deux points sont ici, comme dans les préparatifs de la coloration, d'égale importance : il faut choisir un matériel aussi frais que possible et employer une quantité de liquide qui pourra souvent être renouvelée.

MÉTHODE DE GIACOMINI

C'est une des méthodes les plus fréquemment employées.

1) Le cerveau frais est mis dans une solution à 10 pour 100 de chlorure de zinc dans laquelle il est retourné plusieurs fois. Après 8-10 heures on enlève la pie-mère ;

2) Une fois que le cerveau aura gagné le fond du vase, c'est-à-dire au bout de quelques jours, on le mettra dans l'esprit-de-vin, lequel, durant 12 jours, sera renouvelé 2-3 fois. Le fond du vase doit être garni d'ouate (V. plus haut) ;

3) Le cerveau ainsi durci est mis dans la glycérine à laquelle on peut ajouter une solution à 1 pour 100 d'acide phénique. Lorsque le cerveau est complètement imprégné, il gagne le fond du vase et on peut alors faire écouler sur une plaque de verre posée obliquement l'excès de glycérine pour laisser l'organe se dessécher à l'air.

Dans cet état il peut rester de longues années exposé à l'air ; sa résistance dépend de la durée de l'action de la solution au chlorure de zinc.

Dans les cas où le cerveau pourrait ne pas être très frais, on recommande d'injecter par les carotides environ 600 grammes de la solution au chlorure de zinc, sous une faible pression. Si plus tard le cerveau a de la tendance à se ratatiner, on peut avec succès le remettre dans la glycérine. On peut également employer une solution à 5 pour 100 d'acide phénique au lieu du chlorure de zinc, mais dans ce cas il faut aciduler légèrement l'esprit-de-vin et la glycérine avec de l'acide acétique.

Lorsqu'on veut utiliser des cerveaux à l'esprit-de-vin, on laisse de côté ce dernier temps de la méthode.

Le grand avantage de la méthode de Giacomini est qu'on évite tout ratatinement du cerveau ; tout en étant d'une certaine fermeté, l'organe possède une certaine souplesse, qui permet même de pénétrer dans les sillons, aussi ce procédé est-il très propice pour l'étude. Seule la viscosité due au traitement par la glycérine est désagréable. La pie-mère d'après *Bischoff*, qui le premier employa la solution au chlorure de zinc, peut être ultérieurement enlevée avec la plus grande facilité et la plus grande propreté.

MÉTHODE DE STIEDA

1) On met le cerveau dans une solution saturée de *chlorure de zinc* (pendant 24 heures) ;

2) On enlève la pie mère ; on place le cerveau dans l'alcool à 96° qu'on renouvelle tous les 5 jours ;

3) Après un durcissement suffisant (environ 2-3 semaines), le cerveau est mis dans de la *térébenthine* (2 ou 4 semaines) qui pénètre d'autant mieux qu'on a mieux déshydraté. Par ce traitement le cerveau redevient plus souple, mais il est « transparent » et de coloration brunâtre ;

4) On le laisse séjourner ensuite dans du *vernis à l'huile* pendant 2 semaines; puis on le laisse sécher sur du papier buvard à l'air (pendant une semaine.)

Cette méthode n'est qu'une modification de celle de Giacomini ; elle donne à l'organe une consistance caséeuse, il se ratatine davantage et perd un quart de son volume primitif. Il semble que les résultats soient meil-

Jeurs en laissant séjourner plus longtemps dans la térébenthine et moins dans le vernis.

MÉTHODE DE LASKOWSKI (1)

Elle est très bonne et très recommandable à cause de sa simplicité.

Le cerveau est placé pendant 15-20 jours dans la solution suivante :

> Formaline officin. . . . . . 2 grammes.
> Glycérine pure. . . . . . . 100 —

Les méninges devront être enlevées auparavant.

Après ce délai des 15-20 jours, on pourra conserver le cerveau librement à l'air, ou au contraire le laisser séjourner dans le même liquide.

Au début *Laskowski* employait l'acide phénique au lieu du formol et à raison de 5 grammes d'acide phénique pour 100 grammes de glycérine ou un liquide composé de : glycérine 100 grammes ; alcool (à 95°) 20 grammes, acide phénique 5 grammes, acide borique (cristallisé) 5 grammes.

Toutes ces méthodes ont l'avantage de permettre de conserver à l'air libre tous les organes qu'elles servent à durcir.

---

(1) LASKOWSKI. L'embaumement. La conservation des sujets et les préparations anatomiques, 1896. M. le Pʳ Laskowski a eu la complaisance de m'indiquer en particulier l'emploi du formol à la place de celui de l'acide phénique.

MÉTHODE DE LENHOSSÉK

On durcit le cerveau soit dans l'alcool, soit dans la solution de chlorure de zinc, soit dans *la liqueur de Müller*; dans tous les cas il est ensuite placé dans l'alcool; on tient les sillons béants avec de la ouate, afin de permettre au liquide de pénétrer plus facilement.

Après l'évaporation de l'alcool à la surface, on recouvre l'organe au niveau des sillons et des circonvolutions avec une solution faible de celloïdine. Celle-ci une fois séchée, on replace le cerveau dans l'alcool.

Pour les besoins de la démonstration, l'organe peut rester exposé à l'air pendant deux heures environ. *Rètzius* (1) fait remarquer que pour le cerveau fœtal, on peut employer avantageusement un mélange d'acides chromique et acétique avec un peu de tétraoxyde d'osmium (c'est une solution de Flemming modifiée) : on fait une injection soit par la veine ombilicale, soit par l'aorte; le cerveau fœtal se durcit (l'alcool et le chlorure de zinc sont impropres pour le cerveau fœtal). Pour des embryons des 3 ou 4 premiers mois, une solution à 3 4 pour 100 de bichromate de potassium est cependant plus avantageuse encore.

Pour le *cerveau de l'adulte, Retzius* recommande en dehors de l'usage du bichromate de potasse celui du *formol*,

---

(1) RETZIUS. *Das Menschenhirn*, 1896. Introduction.

moyen plus moderne, bien que de temps en temps cet agent n'empêche pas un ramollissement de la surface.

La combinaison suivante lui paraît la meilleure :

Bichromate de potasse. . . . 3-4 grammes.
Formol. . . . . 1 —
Eau distillée. . . . . . . 100 —

En employant ce mélange le cerveau ne devient pas aussi foncé qu'avec la solution pure de sel de chrome, le durcissement ne demande que deux ou trois semaines, et avant tout, l'architecture des parois est bien conservée (par opposition au résultat du durcissement simple au formol).

D'autres méthodes encore, pour la plupart peu recommandables, ont été indiquées par *Flesch* (glycérine), *Schwalbe* (paraffine), *Broca* (acide nitrique), *Rosenbach* (acide phénique). Elles sont peu utilisables, étant données surtout celles qui ont été indiquées plus haut. On trouvera plus loin des détails sur l'action durcissante de l'*alcool* et de l'*acide chromique*.

Reproduction plastique de préparations anatomo-pathologiques.

D'après P. BERLINER.

On pratique d'abord de la pièce anatomique, le cerveau dans le cas qui nous occupe, un moulage en plâtre (négatif). En remplissant ensuite cette forme avec de la cire liquéfiée au bain-marie, on obtient le positif. Ce

modèle est peint, d'après nature, avec des couleurs à
l'huile, le cerveau original servant de type. Soit en utilisant plus tard différents vernis, soit en ajoutant diverses
solutions aux couleurs à l'huile, on obtient un brillant
plus ou moins humide, qui fait ressembler ou non le
modèle à un cerveau frais.

II. Des liquides utilisés pour le durcissement et la fixation du système nerveux central et périphérique.

Le nombre des moyens de durcissement mis à notre disposition est relativement petit comparativement à ceux employés en histologie générale ; ils se résument, en dehors de certaines méthodes spéciales (*Nissl-Golgi*), dans l'emploi du *chrome* (Liqueur de *Müller* ou bien Liqueur d'*Erlitzki* et dans celui du *formol* (*Blum*).

L'usage du formol a tellement été employé dans ces derniers temps. à cause de ses nombreux avantages, qu'il apparaît vraiment comme le moyen de durcissement, Κατ' ἐξοχήν (de premier ordre). Aussi nous le mentionnons en premier lieu. *Une règle domine toute la méthode : le cerveau, la moelle épinière, les nerfs, aussitôt qu'ils ont été enlevés du corps, doivent être immédiatement placés dans le liquide de fixation ou de durcissement et cela sans avoir été mis au contact de l'eau ; les insuccès dans les colorations ultérieures, surtout si on a recours à une technique délicate, sont dues à la non-observation de cette règle fondamentale.*

C'est *Keuffel* qui le premier, en 1810 (1), utilisa des solutions pour obtenir le durcissement de la moelle épinière ; il se servait déjà de solutions de sublimé et de l'acide nitrique.

L. Jacobson découvrit vers 1830 le pouvoir durcissant de l'acide chromique ; *Hannover* l'employait bientôt aussi pour des usages histologiques.

Henri Müller de Würzbourg utilisa le premier le chromate acide de potassium, sans que (d'après *Weigert*) la formule de sa liqueur classique (la liqueur de *Müller*) se trouve indiquée dans ses écrits. L'acide chromique lui-même a été remplacé par ce sel, parce qu'il pénètre difficilement et rend les organes facilement friables.

Le *formol* est une solution aqueuse au 40e du *formaldéhyde* (gaz dont la formule est HCOH).

Considéré d'abord comme un désinfectant, il fut employé par *Blum* (père) pour des usages macroscopiques et par *Blum* (fils) pour des usages microscopiques.

Le liquide est clair, d'une odeur caractéristique et pénétrante ; sa réaction est neutre ou légèrement acide.

Pour le système nerveux, on n'emploie presque que des solutions de formol à 10 pour 100. D'après *Gerota* les solutions à 20–50 pour 100 ont une action destructive, nécrosante sur les cellules de tous les organes, excepté pour celles qui entrent dans la constitution du système nerveux.

A l'encontre de l'alcool, le formol n'agit pas en

---

(1) WEIGERT. Technik. MERKEL-BONNET, 1895, Bd. V.

déshydratant: les différentes parties des organes sont rapidement fixées dans leurs formes; elles acquièrent une dureté élastique comparable à celle du caoutchouc.

Le poids augmente un peu dans une solution à 10 pour 100 (1). La couleur est moins altérée que par un autre liquide fixateur. Les pièces s'imprègnent plus rapidement que par l'alcool, par le sublimé, etc.

Mais un des plus grands avantages est le suivant: après un durcissement au formol, toute coloration importante est facilitée, aussi bien celle de *Nissl* que celle de *Golgi*; on peut obtenir la coloration des gaines à myéline et de la névroglie. La méthode de coloration de *Marchi* est, elle aussi, applicable. Ce sont précisément ces avantages qui, en dehors de la rapidité plus grande du durcissement, ont le plus contribué au « triomphe » du procédé.

En dehors de la solution aqueuse à 2-10 pour 100, on peut employer une solution à 2-4 pour 100 dans de l'alcool (à 85°). Enfin on se sert parfois aussi d'une combinaison du formol avec la liqueur de *Müller (Orth)*, ou avec une solution pure de bichromate de potasse.

Le mélange dit de *Orth* (Formol — Müller: F. M.) se compose de :

Bichromate de potasse. . . .	2,5 grammes.
Sulfate de soude.	1 —
Formol.	10 —
Eau distillée	100 —

Au bout de quatre jours apparaît un précipité cristal-

(1) Comp. chap. III.

lin ; à ce moment le mélange perd son action particulière, aussi la solution devra être chaque fois fraîchement préparée ; elle devra être aussi renouvelée dans le cas où son action ne paraîtrait pas suffisante. *Orth* dit que les petits fragments d'organes, de 0,5 centimètres, sont fixés après un séjour de trois heures dans une étuve. La consistance de la coupe est excellente, les colorations réussissent d'autant mieux que la déshydration a été plus active. (Les colorations au carmin sont les meilleures).

Des nombreuses combinaisons et variations que le formol a dû subir, mentionnons encore celle qui a été tout récemment imaginée par *A. Marina* dont le but est d'obtenir sur les mêmes pièces du système nerveux central et la coloration de *Weigert* et celle de *Nissl*.

La méthode de *Held* et celle de *Van Gieson* ont également réussi à leurs auteurs.

D'après *Marina,* on plonge le cerveau tout entier ou des parties seulement dans le liquide qui se compose de: alcool (à 90°) 100 centimètres cubes, formol 5 centimètres cubes, acide chromique 0,1 centimètre cube; le lendemain on débite le cerveau en fragments que l'on plonge dans une quantité fraîchement préparée de la même liqueur. Elle devra être renouvelée tous les jours pendant 3 et au maximum 5 jours; ultérieurement on colle les pièces directement sur du bois ou du liège, et on les conserve dans de l'alcool à 90°, ou dans une solution alcoolique (90°) à 1 pour 100, d'acide chromique. Pour faire des coupes, on a soin d'humecter le couteau avec de l'alcool à 90°.

Les coupes qui devront être colorées d'après la méthode de *Nissl* ou avec de la *thionine* seront conservées dans de l'alcool à 96°; celles qui serviront à *la coloration de la névroglie* dans la solution du chromogène; les autres, dans une solution à 3 pour 100 de bichromate de potasse (sans ou avec 2 ou 3 gouttes d'ammoniaque).

On prépare à l'avance la solution alcoolique d'acide chromique, mais le formol n'y est ajouté que lorsqu'on doit s'en servir.

La liqueur de *Müller* (1) se compose de :

Bichromate de potasse. . . .	2,5 grammes.
Sulfate de soude.	1 —
Eau distillée.	100 —

Dans ces derniers temps, on remplace volontiers la liqueur primitive de Müller par une solution pure de bichromate de potasse et cela surtout dans la proportion de 4 à 5 pour 100. Le développement de moisissures qui du reste n'est pas un signe de détérioration des préparations, sera empêché, sinon d'une façon absolument certaine, par l'addition d'une petite quantité de camphre ou d'acide phénique.

La liqueur d'*Erlitzki* se compose de :

Bichromate de potasse. . . .	2,5 grammes.
Sulfate de cuivre.	0,5 centigrammes.
Eau distillée.	100 grammes.

Cette liqueur, tirée de l'oubli par *Weigert*, diffère de

---

(1) Indiquée par Henri MÜLLER, à Wurzbourg (1859 ?).

celle de *Müller* par la substitution au sulfate de soude du sulfate de cuivre dans la proportion de moitié.

L'avantage qu'offre ce liquide est le durcissement rapide; il est effectué en 5 jours environ dans l'étuve, en 10 jours environ à la température de la chambre. A côté de ces avantages, nous devons signaler l'inconvénient qui résulte de la rapidité même du durcissement. c'est à-dire un ratatinement marqué.

Le mieux est de préparer toutes les fois une quantité nécessaire pour l'avoir aussi fraîche que possible, on la re nouvelle tous les deux jours. Les pièces durcies sont mises successivement toutes les 24 heures dans de l'alcool d'une concentration progressive (70°, 80°, 90°).

Les précipités qui se montrent souvent sur les coupes peuvent la plupart du temps être enlevés tout au moins partiellement par un lavage avec de l'eau chaude ou avec de l'eau légèrement acidulée par de l'acide chromique. On peut enfin traiter la pièce une fois encore avec une solu tion à 0,5 pour 100 d'acide chromique (avant l'introduc tion dans l'alcool.)

L'alcool, ainsi qu'il a été déjà remarqué. ne doit pas être employé comme moyen de fixation ou de durcisse ment pour l'étude du système nerveux central. sauf dans les cas où on veut obtenir la coloration des cellules ner veuses par la méthode de *Nissl* ou dans ceux où on recherche la disposition de la structure cellulaire avec la thionine d'après les indications de *v. Lenhossék*. Il est évident que l'alcool sera employé pour le traitement ulté rieur (et cela sans exception) une fois que les pièces au ront été durcies dans n'importe quelle liqueur de fixation. Dans les cas où des pièces entières ont été colorées, dans du carmin par exemple, l'alcool ne sera employé qu'après l'imprégnation complète par la matière colorante.

Parmi les désavantages de la méthode de durcissement par l'alcool, nous signalerons le ratatinement des pièces et l'augmentation de la dépense, car l'alcool coûte plus cher que la solution au bichromate de potasse.

L'alcool qu'on emploie ordinairement est soit de l'alcool absolu (à 99°,8) soit à 96". tel qu'on se le procure partout. On peut facilement obtenir de l'alcool absolu avec un alcool à 96° en extrayant l'eau à l'aide de sulfate de cuivre chauffé à blanc, comme on peut, d'autre part, en mélangeant avec de l'eau, en faire un alcool de plus en plus faible.

Bien qu'en somme il importe peu d'employer au lieu d'un alcool à 60°, par exemple, un alcool d'un pourcentage supérieur ou inférieur. citons néanmoins ici la formule de *Stöhr*, suivant laquelle on opérera dans des cas semblables.

Si p représente le pourcentage désiré, nous aurons

$$100 : 96 = X : p$$

donc pour les besoins d'un alcool à 90°

$$100 : 96 = X : 90$$
$$96\ X = 90.\ 100$$
$$X = \frac{9000}{96} = 93,7 \text{ (en chiffres ronds 94)}$$

c'est-à-dire que pour obtenir 100 centimètres cubes d'alcool à

90° on devra mélanger 94 centimètres cubes d'alcool à 96° avec 6 centimètres cubes d'eau.

Mercier a dressé dans sa technique toute une table de chiffres pour des alcools à différents degrés, nous n'avons cependant guère à la mentionner ici.

Le durcissement dans le *sublimé* également n'est pas usité bien souvent. On emploie le plus souvent une liqueur composée de :

> Sublimé. . . . .   7,5 grammes.
> Solution de sel de cuisine physiol.   100   —

qu'on fera bouillir. Les pièces y séjournent, dans l'obscurité, pendant 24 heures ; elles sont ensuite lavées à fond et redurcies dans de l'alcool d'une concentration graduellement montante.

Les précipités, qui se forment ainsi facilement, ne peuvent être enlevés que partiellement avec de l'eau.

Bolles Lee conseillait d'employer à ce sujet la solution de *Lugol* :

> Iode. . . . .   4 grammes.
> Iodure de potassium.   6   —
> Eau.   100   —

Les résultats des colorations ultérieures, cependant, ne sont pas toujours satisfaisants : la coloration avec de l'hématoxyline, du carmin, etc., est rendue diffuse.

Pour bien mettre en relief les cellules, on a recommandé de recourir à une coloration intense par une des couleurs d'aniline et de traiter ensuite avec de l'alcool.

Goodall employait surtout le bleu de toluidine.

Solution de Zenker :

Sublimé.	5 grammes.
Bichrom. de potasse.	2,5 —
Sulfate de soude.	1 —
Eau distillée.	100 —
Acide acét. glacial.	5 —

Le mélange se compose en substance de liqueur de *Müller* et de *sublimé* : l'acide acétique glacial est ajouté immédiatement avant l'emploi.

Après la fixation (14 jours environ), il faut laver dans de l'eau, durcir dans de l'alcool iodé qui sera renouvelé plusieurs fois (alcool à 70° + teinture d'iode de façon à obtenir une couleur de vin de Porto). Le sublimé est ainsi extrait ; l'iode à son tour sera enlevé, à l'aide de l'alcool à 80°.

L'action de l'acide acétique, dans la méthode du sublimé, est d'empêcher le ratatinement et le morcellement.

Le désavantage du sublimé, qui est de former avec les albuminates des combinaisons insolubles et d'amener ainsi des cristallisations dans l'intérieur de la pièce, peut être évité en recourant à l'alcool iodé.

Acide acétique osmique et chromique de Flemming :

Solution d'acide osmique (à 2 p. 100).	4 grammes.
Solution aqueuse d'acide chromique (à 1 p. 100).	15 —
Acide acétique glacial.	1 —

Les pièces y restent de un à trois jours ; elles sont lavées pendant quelques heures à l'eau courante, et durcies après dans de l'alcool d'une concentration graduellement croissante.

On emploie surtout la solution de *Flemming* pour étudier la *segmentation du noyau*.

La MODIFICATION DE FRIEDMANN paraît recommandable :

Solution d'acide osmique (à 1 p. 100). . . . o.5 centigr.
Solution d'acide chromique (à 1 p. 100). . . 7 grammes.
Acide acétique glacial. . . . . o.3 centigr.

La substance fondamentale des préparations apparaît ici un peu moins foncée ; les pièces restent jusqu'à 24 heures dans la solution, elles sont lavées, et durcies dans de l'alcool progressivement plus concentré ; la coloration, à ce qu'on dit, est meilleure, lorsque la pièce a séjourné pendant quelque temps dans l'alcool.

MODIFICATION APPORTÉE PAR FOL A LA SOLUTION DE FLEMMING :

Tétraoxyde d'osmium (à 1 p. 100). . . . . 2 grammes.
Acide chromique (à 1 p. 100). . . . . . 25 —
Acide acétique (à 2 p. 100). . . . . . . 8 —
Eau.. . . . . 68 —

Ce mélange a été recommandé pour les cas où on désire observer les plus fins détails de structure des parties empruntées au système nerveux d'un animal vivant ou pendant les quelques heures qui suivent sa mort.

La solution devra être renouvelée lorsqu'elle devient trouble. Après 24 heures, la préparation est presque toujours durcie ; on la place ensuite, après un bon lavage, dans de l'alcool à 80°.

ACIDE OSMIQUE (introduit par *Max Schultze*).

On l'emploie en solution à 1 pour 100 et on la laisse agir dans l'obscurité sur les pièces à durcir. On devra surtout utiliser de petits fragments, car l'acide osmique ne pénètre que difficilement les tissus.

Les préparations, après un séjour de 1 à 5 jours dans l'acide, sont lavées et transportées dans l'alcool.

On emploie peu l'acide osmique pour le durcissement, sauf dans la méthode d'*Exner*, qui a pour but la coloration des gaines de myéline. Dans les autres cas, on en retrouve l'emploi dans les méthodes de *Marchi* et de *Golgi-Cajal* ; mais même dans cette dernière il n'a plus l'importance qu'on lui avait attribuée tout d'abord.

Son action sur la gaine de myéline repose sur une réduction de tétraoxyde d'osmium en osmium métallique. — Remarquons que les gouttelettes de graisse se colorent en noir intense par l'acide osmique.

Ranvier, le premier, a employé les vapeurs d'acide osmique à la place de l'acide lui-même, procédé qui, pour la *rétine* par exemple, paraît très recommandable.

Liqueur de Rabl :

Solution d'acide chromique (à 3 p. 100).. . 200 grammes.
Acide formique concentré. . . . . . . 4-5 gouttes.

Les pièces y séjournent de 12 à 24 heures, elles sont ensuite lavées et enfin durcies dans de l'alcool d'une concentration progressivement croissante.

Liqueur de Merkel :

Solution d'acide chromique.. . .⎱
Solution de chlorure de platine. .⎰ *aa* 1 gr. : 400 gr.

Les pièces y séjournent de 4 à 6 jours et sont ensuite directement durcies dans de l'alcool d'une concentration progressivement croissante.

Liqueur de Benda :

A. Acide nitrique. . . . . 10 grammes.
   Eau distillée. 90   —
B. Solution de bichromate de potasse. . 1 partie.
   Eau distillée. . . . . 3 parties

Les pièces séjournent 24 heures dans la solution A, et sont ensuite transportées directement sans lavage dans la solution B, qu'on fera graduellement plus concentrée jusqu'à la proportion de 1 à 1. Au bout de 14 jours environ il faut laver et durcir dans de l'alcool de concentration progressivement croissante.

Ce durcissement n'est pas applicable à l'étude du tissu embryonnaire.

Acide nitrique. — Les pièces séjournent dans une solution à 10 pour 100 pendant 1 à 3 heures; laver; alcool.

Quant aux pièces qui serviront pour faire des préparations colorées, la règle capitale est de les choisir aussi fraîches que possible. Pour ce qui a trait au système nerveux central de l'homme, il faut tenir compte de certaines conditions; nous faisons abstraction des recherches faites chez les animaux, qui, bien souvent, ne mènent qu'à des conclusions restreintes. Chez l'homme, en effet, étant donné le nombre d'heures écoulées depuis la mort, la substance nerveuse a déjà subi un certain nombre de modifications. Tant qu'il s'agit de processus anciens de dégénérescence chronique ou bien de processus arrivés à leur période terminale, comme dans le tabès, la syringomyélie, par exemple, la longueur du temps écoulé depuis la mort n'a pas grande importance. Mais le manque de fraîcheur des pièces est très préjudiciable dans les cas où on veut, comme dans la méthode de *Nissl*, étudier les détails les plus fins des cellules.

Nous ne devons certainement jamais oublier que bien souvent, à la vérité, nous ne pouvons affirmer que dans telle ou telle maladie le processus pathologique est véritablement tel ou tel. Nous devons toujours nous en souvenir et admettre — excepté toutefois pour les processus arrivés à leur terminaison et immuables — que la coloration nous donne des résultats qui correspondent aux lésions existantes tant d'heures après la mort, sans que jamais nous en puissions tirer la conclusion que dans l'organe encore vivant les rapports étaient les mêmes.

La méthode de *Nissl* qui exige le matériel le plus frais a ouvert une voie nouvelle qui a permis d'apprécier des processus pathologiques détaillés qui jusqu'alors avaient échappé à l'observation.

En résumé dans tous les cas, excepté dans les recherches expérimentales qu'exige la méthode de *Marchi*, on doit placer dans les liquides destinés à la fixation ou au durcissement la totalité ou les différentes portions du système nerveux central aussitôt que la chose est possible et à l'état le plus frais. *Tout lavage avec de l'eau doit être rigoureusement évité.*

Le volume des liquides employés doit toujours être de beaucoup supérieur à celui des organes recueillis. Ces liquides doivent être, dans les premiers temps surtout, souvent renouvelés. Une couche d'ouate occupera le fond des vases.

La technique moderne avec sa tendance au perfectionnement incessant des méthodes exige, surtout en ce qui concerne la coloration ultérieure, que les portions d'organes soient débitées en morceaux aussi peu volumineux que possible : on obtiendra ainsi une pénétration plus rapide, plus complète et plus régulière des liquides employés.

Quant aux pièces plus volumineuses, dont les connexités ne doivent pas être totalement interrompues, on pratique sur elles, dès le premier jour, une série d'incisures qui peuvent être ensuite multipliées. Pour que ces incisures servent véritablement, on les maintient béantes en intercalant de petites masses d'ouate.

On obtient une accélération de l'action fixatrice et durcissante des liquides par la chaleur (moyen qui est d'ailleurs utilisé pour la coloration, comme nous l'indiquerons plus tard) ; mais la chaleur ne doit jamais dépasser 3o°.

Un hémisphère cérébral a acquis un durcissement suffisant au bout de 3 mois environ, la moelle épinière au bout de six semaines, dans la liqueur de *Müller* ou dans une solution à 2-5 pour 1oo de bichromate de potasse et à la température de la chambre. A la température de 3o°, ce même durcissement s'obtient dans le quart environ de ce temps.

Quant au durcissement plus rapide encore obtenu en 4 ou 5 jours par *C. Weigert* dans ses recherches sur la coloration des gaines à myéline, nous l'indiquerons plus loin (Voir chapitre de la coloration des gaines).

— Une fois le durcissement obtenu dans le bichromate de potasse ou le formol additionné de chrome les pièces sont ensuite transportées, sans lavage, dans l'alcool. Pour empêcher la formation des précipités de chrome, *H. Virchow* recommande de les soustraire à l'action de la lumière.

Les pièces seules auxquelles on voudra appliquer la coloration au carmin, peuvent après le durcissement séjourner dans l'eau, une bonne coloration au carmin n'étant pas obtenue sur des fragments soumis à l'action de l'alcool (Voir plus loin le chapitre sur la *coloration intense in toto* à l'aide du carmin, spécialement du carminate de soude).

A propos de la plupart des colorations, il nous faut encore indiquer un procédé qui, aussi peu important qu'il puisse paraître, n'en mérite pas moins d'être pris en sérieuse considération et d'être souvent employé : c'est le procédé de la *double méthode,* tel que *Ramón y Cajal* l'a conseillé le premier dans la coloration de *Golgi* ; on peut encore l'employer avec les plus grands avantages dans les autres méthodes classiques, telles que la coloration des gaines et de la névroglie de *Weigert,* la coloration des cellules nerveuses de *Nissl.* Si même on est obligé de doubler ou de tripler ce procédé de coloration et de différenciation jusqu'à ce qu'on obtienne de bons résultats, on est largement rémunéré de sa peine.

Examen de fragments du système nerveux à l'état frais sans coloration.

Dans peu de cas seulement le système nerveux est examiné au microscope sans durcissement et coloration préalables. Les résultats que désirent obtenir les neuropathologistes modernes ne peuvent en pareil cas être obtenus qu'insuffisamment ; ils peuvent même ne pas l'être du tout, même *par la dissociation* ou les méthodes de la *macération et de l'isolement*.

Pour les cas, rares à la vérité, où on n'a pas recours à la coloration et où on se contente de recherches relativement simples, *le procédé de la dissociation* doit être indiqué en premier lieu. On excise avec des ciseaux et une pince un petit fragment, on le dissocie avec des aiguilles sur la lame dans une solution de chlorure de sodium. Si on éprouve trop de difficultés pour diviser le fragment en portions de plus en plus petites, on a recours aux *liquides dits à macération* (liquides isolateurs), qui donnent de bons résultats au bout de 24 heures ; on ne doit employer que très-peu de liquide.

Nous mentionnerons parmi les solutions le plus fréquemment employées les suivantes :

1. Alcool à 3 p. 100 (alcool au tiers de Ranvier) ;
2. Solution faible d'acide chromique (0,01 p. 100 à 0,03 p. 100) ;
3. Liqueur de *Muller* ;
4. Acide osmique à 0,1 p. 100.

Pour rendre les préparations plus transparentes et certains éléments plus clairs, on a recours aux réactifs suivants :

1. Glycérine, le plus souvent additionnée d'eau à parties égales (on l'emploie aussi pour les organes durcis) ;
2. Acétate de potassium, en solution aqueuse saturée (50 p. 100) ;
3. Acide acétique, en solution de 1 à 2 p. 100.

Les préparations fraîches peuvent aussi être colorées en

faisant arriver par un des bords de la lamelle une goutte de la solution colorante (bleu de méthyle, vert de méthyle, etc). L'hématoxyline ne peut être utilisée en pareil cas.

L'étiquetage des pièces.

Il est absolument indispensable, quand même on aurait un grand nombre de vases à sa disposition, d'étiqueter avec soin chaque pièce, avant de la mettre dans le premier liquide. Ceci peut se faire simplement, en marquant au choix la face supérieure ou inférieure, la partie droite ou la partie gauche de la pièce, à l'aide de fines soies enfoncées, ou avec de l'encre : on peut encore, lorsqu'on traite plusieurs pièces à la fois, faire passer par un coin de la pièce un fil, auquel sera attaché un petit bout de carton contenant les indications correspondantes.

Pour la moelle épinière spécialement, il ne faut jamais négliger de marquer exactement, dès le début des recherches, le segment dont il s'agit (1). On peut étiqueter les pièces corticales avec les chiffres qui correspondent à ceux contenus sur les tables d'*Exner*, recouvertes de carrés numérotés.

Les pièces sont placées avec leurs marques particulières dans le liquide à durcissement d'abord, puis dans l'alcool, la celloïdine, etc., et plus tard enfin en les collant sur du liège, l'étiquette sera collée avec eux.

---

(1) Il est avantageux, déjà pendant la section, de marquer à l'aide d'un fil la dernière racine dorsale.

Pour marquer les petits blocs de bois ou de liège qui supportent les préparations, *le crayon noir* n°s 1 et 2 est tout à fait recommandable. Les caractères qu'on obtient ainsi sont d'un noir intense et par conséquent clairs. Ils ne sont pas altérés par l'alcool, mais un frottement énergique permet de les effacer, de cette façon les petits blocs peuvent servir à nouveau et être à nouveau marqués.

L'étiquetage des préparations sur la lame se fait à l'aide d'étiquettes ou de crayons de couleur spéciaux, plus rarement à l'aide du diamant. Ces divers procédés ne donnent pas toujours des résultats satisfaisants. Il vaut mieux recourir à l'emploi de l'encre de Chine pour une écriture noire, et au blanc de Krems pour une écriture blanche en se servant de la plume à dessin de Sœnnecken n° 144 (*Schiefferdecker*), ou bien à l'encre au silicate de potasse, c'est-à-dire un mélange de silicate de potasse avec de l'encre de Chine liquide (*Schœbel*).

Le montage des pièces.

MÉTHODE A LA CELLOIDINE (1)

On aura deux solutions de celloïdine en réserve : l'une liquide, l'autre plus épaisse, de consistance sirupeuse ; on emploie comme dissolvant de la celloïdine l'éther et l'alcool absolu à parties égales.

La pièce à monter, déshydratée dans l'alcool (à 60-

---

(1) Employé pour la première fois par SCHIEFFERDECKER.

90 pour 100), est mise, après avoir séjourné un jour dans l'alcool absolu (1), un jour dans l'alcool-éther, dans la solution liquide de celloïdine pendant plusieurs jours, puis dans la solution plus épaisse pendant un ou plusieurs jours. Le montage est d'autant meilleur qu'il est plus lentement obtenu. On laisse alors la celloïdine avec la préparation se solidifier dans le vase ; on en extirpe un quadrilatère avec la pièce quelles que soient les dimensions, on le colle ensuite sur du liège ou du bois avec de la celloïdine.

On peut encore sortir de la celloïdine liquide la préparation imprégnée et la coller dans cet état, en versant sur elle à plusieurs reprises de la celloïdine liquide. Il est très recommandable d'*obtenir le séchage aussi lentement que possible sous cloche,* car les préparations séchées lentement durcissent beaucoup plus solidement.

On peut même laisser sécher pendant plusieurs jours les pièces jusqu'à ce que la consistance se rapproche de celle d'un bloc de paraffine. On conserve ensuite les pièces jusqu'au moment de les couper, dans l'alcool à 80°, qui durcit également la celloïdine ; au lieu d'alcool on peut employer du chloroforme pur pour durcir la celloïdine, celle ci demeure alors ainsi plus transparente.

La celloïdine des coupes se dissout dans l'alcool absolu et aussi dans l'huile de girofles ; on emploiera donc, quand on voudra éviter cette dissolution, soit de l'alcool ne titrant que 96°, soit une autre huile que celle de girofles, le xylol

---

(1) Les pièces plus volumineuses ont besoin de plusieurs jours.

phéniqué par exemple. Il est d'ailleurs certains procédés de coloration par l'aniline qui exigent la disparition complète de la celloïdine. On l'obtiendra par l'usage de l'alcool absolu, de l'alcool-éther ou de l'huile (essence) de girofles. Après leur passage dans l'alcool, les coupes seront traitées par l'eau avant d'être colorées.

Le procédé complet comprend les temps suivants :

1° Durcissement dans l'alcool absolu ;

2° Séjour dans la celloïdine liquide puis dans la celloïdine épaisse (il sera de 1 à 5 jours dans chacune des solutions pour les petites pièces. plusieurs semaines jusqu'à des mois pour un hémisphère) ;

3° Collage, séchage, conservation dans l'alcool à 80° ;

4° Coupes, coloration, lavage, extraction de l'eau à l'aide de l'alcool à 96° et au besoin à l'aide de l'alcool absolu ;

5° L'huile ou xylol phéniqué. Baume.

Dans ces derniers temps, on a cherché à substituer à la celloïdine la *photoxyline,* qui se rapproche d'elle par sa composition chimique et qui a sur elle l'avantage d'être beaucoup plus transparente. Elle est très soluble dans l'éther-alcool à parties égales ; elle se manie exactement comme la celloïdine.

MÉTHODE A LA PARAFFINE

La pièce à monter, qui sera d'aussi petit volume que possible, est mise, après déshydratation complète, dans de l'alcool absolu pendant 8 à 24 heures, puis dans un flacon avec du xylol pendant un jour (on peut encore employer à la place du xylol. de la térébenthine, du chloroforme ou de l'huile de cèdres) ; il est bon de mettre dans ce flacon directement des petits blocs de paraffine, jusqu'à ce que la solution soit concentrée ; on place ensuite la pièce dans de la paraffine fondue pendant 2 à 24 heures, dans une étuve portée à une température d'environ 50° ; il y a avantage à renouveler la paraffine une ou deux fois.

Le point de fusion de la paraffine a une certaine importance quand il s'agit d'obtenir des coupes très minces ; on en prépare deux espèces ayant un degré de fusion différent, l'une d'un degré élevé (50°-60°), l'autre d'un degré inférieur (45° à 48°), on les mélange en proportions variables pour obtenir une consistance plus dure en été et moins dure en hiver et cela à un degré de fusion de 52° à 54° au lieu de 48° à 50°.

Après imprégnation complète. on verse le liquide avec la préparation dans une capsule et quand on a bien disposé la pièce, on obtient la solidification rapide de la masse en faisant couler sur elle de l'eau froide.

A l'aide d'un couteau chauffé on enlève les parties non transparentes du bloc, on lui donne les dimensions voulues. Il ne reste plus. après l'avoir fixé dans la pince du microtome, qu'à pratiquer les coupes en opérant par petites tractions à l'aide d'un couteau placé obliquement et non humecté. On évite le plus souvent l'enroulement de la coupe si, pendant la section, on la maintient appliquée contre la lame du couteau à l'aide d'une spatule ou d'un pinceau. Les coupes sont mises ensuite dans du xylol, où la paraffine se dissout, dans du xylol phéniqué et sur la lame dans du vernis de dammare. Si les pièces n'ont pas encore été colorées, on les passe du xylol dans l'alcool et dans les colorants respectifs. La coloration peut être également obtenue en agissant sur la pièce en totalité.

On a peu recours à la méthode de la paraffine pour l'étude du système nerveux central, sauf dans certains procédés (Held) et quand on veut obtenir des coupes très fines. Le chauffage de longue durée à une température de 50°, l'éloignement de la paraffine et la fixation défectueuse des parties lâches sont de gros désavantages, d'autant plus que la coloration préalable de la pièce en totalité n'est guère possible le plus souvent et que la coloration ultérieure des coupes friables, même sur la lame, est souvent difficile. On ne peut pas, pour ces raisons, faire de grandes coupes.

Pour la facilité du montage à la paraffine, *Frankl* a construit récemment un appareil accessoire qui se compose d'une plaque de verre carrée et polie, longue de 15 centimètres, sur laquelle on pose 4 blocs en verre exactement égaux, à 5 faces, avec des bases dépolies (d'une hauteur d'un centimètre) ; leurs surfaces latérales sont chacune de 35, 30, 22, 19 et 14 millimètres. Par la juxtaposition de ces blocs, on peut obtenir 5 quadrilatères dont les côtés ont des longueurs différentes entre lesquels se trouvent des espaces libres. C'est dans chacun de ces espaces qu'on verse rapidement la paraffine liquide, on place la pièce dans la position voulue et on la recouvre encore avec de la paraffine. Cette manière de procéder permet d'éviter les fissures dans le bloc de paraffine.

La méthode combinée de la celloidine et de la paraffine ne sera indiquée que très rapidement, elle comprend les temps suivants :

1° Mise de la pièce dans de l'éther-alcool à parties égales, pendant quelques heures ;

2° Imprégnation avec une solution modérément épaisse de celloïdine pendant 24 heures ;

3° Huile d'origan ; placer la pièce dans un mélange d'huile d'origan et de paraffine qui sera chauffé à 40° au maximum ;

4° Placer la pièce dans la paraffine fondue, puis continuer à opérer comme dans le montage à la paraffine.

Le collage des coupes à la paraffine sur la lame n'est pas toujours des plus faciles : aussi s'explique-t-on la multiplicité des moyens indiqués. Parmi les plus utilisés, nous citerons celui de *Gulland* qui a recours à l'eau, celui de *Rabl* qui se sert d'un mélange d'huile de girofles et de collodion, celui de *Strasser*, mélange de collodion et d'huile de ricin, et encore celui de *Haidenhain*, dans lequel, pour empêcher les ratatinements, on a recours à une évaporation lente de l'eau, apportée sur la lame, par une température qui ne dépassera pas 35°.

Un procédé a été recommandé, dans ces derniers temps (*Albrecht* et *Störk*) qui permet d'éviter certains inconvénients inhérents aux méthodes précédentes ; ce procédé *n'est à vrai dire qu'une transposition des coupes à la paraffine en coupes à la celloïdine.* Voici les temps qu'il comprend :

1° Sur la lame, sur laquelle on aura laissé aller l'haleine, une goutte d'eau est étalée et ensuite y sont déposées les coupes à la paraffine ;

2° Appuyer sur les coupes avec du papier à filtrer fin plié en plusieurs épaisseurs sur lequel on aura préalablement laissé tomber 5 gouttes environ d'alcool absolu ;

3° Dissoudre la paraffine avec du xylol, déloger ce dernier avec de l'alcool absolu ;

4° Laisser couler sur la coupe quelques gouttes d'une solution très étendue de celloïdine, la lame maintenue obliquement ;

5° Alcool (à 95°), transporter la préparation dans l'eau pour les manipulations ultérieures qu'on aura choisies.

Si on ne désire pas utiliser pour le montage des pièces la celloïdine ou la paraffine et si, tout en conservant dans les tissus les parties solubles dans l'alcool et l'éther, on veut quand même pratiquer des coupes fines, on peut, d'après le conseil de *Döllken*, recourir au *procédé du savon de soude*. On introduit de l'huile de ricin dans de la soude bouillante à 20-30 pour 100 de telle façon qu'il y ait un excès de NaOH, en petite quantité toutefois. La solution doit bouillir quelque temps encore, puis on la laisse refroidir et se solidifier ; la soude en excès est exprimée du pain de savon. Pour le montage, *Döllken* emploie une solution de savon à 3-5 pour 100 (à la température de 35-40° centigrades, dans laquelle les pièces sont placées avec ou sans lavage au sortir du *formol* ou de la *liqueur de Müller*. On laisse reposer à la même température (pendant 36-72 heures) dans un bol recouvert et on laisse évaporer jusqu'à solidification. On colle sur du bois avec du silicate de potasse les blocs coupés en gros fragments. Après la dessiccation, on coupe avec un couteau sec ; les coupes ainsi obtenues une fois mises dans l'eau s'étalent et s'aplatissent. Avant de pratiquer la coloration, on aura soin de bien laver à l'eau.

La fixation et le durcissement réussissent plus rapidement avec l'acétone qu'avec le formol. On peut facilement obtenir ainsi des coupes en série et d'une épaisseur de 5 à 10 μ.

MÉTHODE DE LA CONGÉLATION

La pièce qui sera aussi mince que possible (et dont l'épaisseur ne dépassera pas 5 millimètres) pour qu'un refroidissement uniforme puisse avoir lieu, est posée dans le microtome à congélation sur une plaque en métal, sur laquelle arrive le jet d'un spray à l'éther. Une imbibition préalable et complète de la pièce est absolument indispensable pour qu'elle puisse sous la pression adjuvante d'une spatule ou d'un manche de scalpel se congeler solidement.

Pour les pièces durcies par l'alcool de même que pour celles montées à la celloïdine, une imbibition pendant une nuit est suffisante. Il suffit d'une imbibition plus courte pour les pièces durcies dans la solution de bichromate de potasse ; elle doit être aussi réduite que possible lorsqu'on désire obtenir la coloration des gaines myéliniques de *Weigert*.

Hamilton a recours à la méthode suivante pour les pièces montées à la celloïdine, que l'on congèle ensuite :

1º La pièce durcie est mise pendant 3 à 4 jours dans l'alcool et l'éther-alcool ;

2º On la monte dans la celloïdine (4 jours) ;

3º Le bloc de celloïdine avec le morceau de cerveau est mis pendant un jour dans l'eau, puis pendant plusieurs jours dans la solution A ou B. Viennent ensuite la congélation et la coupe.

Hamilton recommande comme liquides pour la congélation les deux suivants, pour l'emploi desquels toute lésion des pièces devra être évitée :

1° *Un sirop* préparé avec 28 grammes et demi de sucre pur pour 30 grammes d'eau qui sera saturé avec de l'acide borique pendant l'ébullition, et filtré une fois refroidi ;

2° Un mucilage de $45^{gr},6$ de gomme arabique pour 2.400 grammes d'eau, saturé et filtré comme plus haut.

Liquide A. — Sirop 4 parties, mucilage 5 parties, eau 9 parties, faire bouillir, saturer avec de l'acide borique, filtrer à froid.

Liquide B. — 2 parties de A, sirop 1 partie.

Liquide C. — Sirop 4 parties, mucilage 5 parties.

Le liquide A facilite la congélation des portions dures, le liquide C, des portions molles ; les pièces doivent rester dans le liquide au moins une semaine.

Cette méthode à vrai dire manque d'utilité pratique, car elle demande trop de temps. D'ailleurs la méthode de la congélation d'une façon générale est plutôt superflue pour les cas que nous aurons à traiter.

Des microtomes.

Les instruments qui sont utilisés pour la confection des coupes se composent de deux parties : 1° le microtome proprement dit ; 2° le couteau du microtome.

Nous supposerons connus la construction, le maniement, le principe et l'action des microtomes, et je me bornerai à rappeler seulement que pour les grosses coupes du cerveau on peut recourir avec avantages au microtome de *Becker* (Goettingue), ou a celui de *Gudden* construit par *Katsch* (de Munich) ; pour les coupes moyennes ou plus petites à celui de *Schanze* (Leipzig) et *Miehe* (Hildesheim).

Pour les préparations montées dans la paraffine, le microtome construit par *Jung* (Heidelberg) est recommandable.

Le couteau double indiqué par *Valentin* qui est employé pour la confection de coupes fraîches, n'a plus aujourd'hui à notre point de vue qu'un intérêt historique ; il est devenu inutile depuis l'invention du microtome à congélation et les progrès divers de la technique moderne.

En ce qui concerne les couteaux (1), ils doivent toujours être confectionnés avec les plus grands soins. On doit toujours pour les préparations à la celloïdine couper d'un trait doux et continu, sans pressions et sans interruptions.

---

(1) Les couteaux de microtome les plus parfaits sont ceux construits par Guill. WALB (Heidelberg). Pour repasser sur le cuir à repasser de WALB, on emploiera l'appareil à repasser. Pour la confection de coupes très grandes ou très longues, on se servira de l'appareil d'appui pour éviter le « tremblement ».

Coupes en série (Méthode de Weigert).

Dans un nombre de cas, surtout quand on veut suivre des dégénérescences ascendantes ou descendantes de la moelle épinière, il est nécessaire de faire des coupes en série, sans interruption. Les premières conditions à remplir pour obtenir de bons résultats sont un montage aussi complet que possible et un couteau absolument bon.

La méthode de *Weigert* pour la confection de coupes en série est, malgré sa simplicité, des plus utiles. Une ou plusieurs plaques en verre nettoyées sont enduites de collodion. Les coupes sont enlevées du couteau, avec des bandes de papier de water-closet un peu plus larges que les préparations, de telle façon que chaque coupe suivante repose toujours à droite de la coupe précédente. Ces bandes sont numérotées et placées sur une assiette dont le fond a été recouvert de plusieurs couches de papier buvard humecté préalablement avec de l'alcool à 80°. Les coupes doivent être en dessus. On met sur la plaque de verre ou sur la lame une ou deux de ces bandes à couper, en appuyant la bande de papier avec la préparation en bas sur la couche de collodion. La bande de papier est facilement enlevée ensuite, pendant que la préparation reste adhérente au collodion. Une seconde couche de collodion est ensuite rapidement versée sur les coupes. Il ne faut pas oublier de numéroter avec du bleu de méthyle. La plaque de verre est ainsi ou bien conservée dans l'alcool (à 80°), ou placée dans le liquide colorant; ici la masse de collodion, et surtout si on laisse séjourner dans l'étuve, se détache bientôt entièrement; le traitement ultérieur ordinaire devient ainsi possible.

Darkschewitsch a recommandé, comme étant la méthode la plus simple pour la conservation de coupes en série, d'enlever chaque coupe du couteau à l'aide d'un morceau de papier buvard ou de papier de water-closet numéroté, ayant des dimensions correspondantes ; on trempera préalablement bien ce papier dans l'alcool. Les feuilles isolées avec la préparation adhérente sont placées d'après les numéros, les unes sur les autres et peuvent être conservées dans un vase en verre de hauteur correspondante pendant un temps plus ou moins long.

Les procédés ultérieurs de coloration, etc., sont utilisés sans qu'on essaye de séparer les coupes de papier.

Pour faire de grandes coupes cérébrales *Lissauer* a indiqué le procédé suivant :

1° Monter dans de la paraffine molle ;

2° Couper ; ou bien enduire *avant* chaque coupe la surface de section avec une couche mince de celloïdine ; on peut encore avec avantage coller avant chaque coupe une bande de papier de soie bien unie, avec une solution un peu épaisse de dextrine (la couche de dextrine doit toujours être très mince);

3° La coupe adhérent au papier est plus solidement fixée si on la plonge dans une solution de celloïdine. On continue ensuite à se servir du papier. La coupe une fois collée sur la lame, le papier se laisse facilement enlever.

La confection de *coupes totales à travers le cerveau humain* est généralement très difficile ; cependant on obtient d'excellents résultats en se servant du microtome de *Gudden* et de celui de *C. Reichert*. En pareil cas, les coupes sont faites sous l'eau. Je voudrais encore, étant donné que des coupes totales pratiquées à travers le cerveau peuvent être utilisées dans les démonstrations, indiquer un procédé, celui qu'a imaginé *Pal*.

Les cerveaux sont injectés avec de la *liqueur de Müller* à laquelle on ajoute un quart du volume d'une solution de lysol à 5 pour 100 ; ils sont ensuite durcis dans le même liquide (bichrom. de potasse, lysol) et cela dans l'obscurité et à la température de la chambre.

Les pièces isolées coupées plus minces sont séchées avec du papier buvard et placées (sans lavage) après un court séjour dans l'alcool absolu, dans la photoxyline ; on les colle ensuite sur une plaque de métal rugueux ; cette dernière est fixée sur un petit morceau de bois qui s'a-juste dans la pince du microtome. (Les plaques en bois « jouent » trop facilement pendant le nombre de jours qu'exige l'achèvement de la série.) D'après *Pal* la confection d'une coupe cérébrale (d'une épaisseur non moindre de 5o μ) dure 10 à 15 secondes seulement. La coupe tombant dans l'eau est recueillie avec du papier de water-closet. Pour bien la colorer on la place sur une plaque enduite avec un mélange de sucre candi et de dextrine. Elle adhère alors complètement sur la plaque par la couche de sucre (comme les décalcomanies) lorsqu'on éloigne le papier. Sur la préparation séchée on verse uniformément une couche mince de photoxyline, on la comprime avec un rouleau, lorsqu'elle est sèche, et on met la plaque dans l'eau, dans laquelle la couche de dextrine se dissout de façon à ce que la préparation avec la couche adhérente de photoxyline se décolle. L'une des surfaces étant libre, la coupe est prête pour la coloration et la différenciation. L'extraction de l'eau et l'éclaircissement ont lieu enfin sur la lame et la préparation finie est recouverte avec une lamelle mince.

D'une façon générale on emploiera pour toutes les préparations dont on veut faire des coupes minces et grandes, surtout lorsque les pièces sont facilement friables et présentent des lacunes, le procédé dit « collodionage de Duval »; on sèche dans ce cas toutes les fois la surface de section en soufflant sur elle et on l'enduit d'une mince couche de collodion, à laquelle adhère ensuite la coupe mince.

Je voudrais enfin signaler encore ici que, surtout pour les coupes cérébrales très étendues, il est souvent possible et utile de remplacer les lamelles coûteuses par de petites plaques de mica.

L'unique reproche qu'on puisse faire au mica est celui de s'abîmer facilement ; mais cet inconvénient n'a pas une grande importance, parce que pour l'examen ou la démonstration de grandes coupes il ne s'agit le plus souvent pas des rapports fins de cellules ou de fibres.

Mais on a l'avantage de pouvoir confectionner facilement et à bon compte à tout moment des lamelles de la dimension voulue et malgré cela excessivement minces, toutes les fois qu'on pratique la taille du mica sous un courant d'eau à l'aide d'un scalpel fin.

Coupes longitudinales en série à travers la moelle épinière en totalité.

(D'après E. Flatau, en ayant recours à la méthode de Marchi).

Étant donnée la grande importance des recherches expérimentales des dégénérations secondaires, qui se produisent dans la moelle épinière après des sections transversales ou longitunales de cet organe ou de portions isolées. il est utile de poursuivre rigoureusement la dégénération de fibres isolées et de voies entières. Dans ces derniers temps on a employé avec raison surtout la méthode de *Marchi* presque exclusivement dans de semblables recherches. Cette dernière méthode nous permet de distinguer non seulement la dégénération compacte mais aussi la dégénération lâche des fibres médullaires. Si pour ces recherches on n'emploie que des sections transversales on peut commettre l'erreur de soupçonner une dégénération disséminée là où par le fait elle n'existe pas.

Car en trouve toujours dans le système nerveux central normal de l'homme et des animaux, en employant la méthode de *Marchi,* sur des coupes transversales, des points noirs nombreux et disséminés, qui le plus souvent sont petits et circulaires mais qui peuvent aussi présenter des formes plus grandes et irrégulières.

On n'est pas encore en état, avec nos connaissances actuelles, de donner une explication précise de cette disposition ; dans tous les cas il est utile pour les recherches expérimentales de la moelle qui a été lésée, de déterminer sur des coupes longitudinales, l'étendue en totalité des fibres dégénérées caractéristiques, avec la disposition en chaîne des fragments (méthode de *Marchi.*)

C'est pour cette raison qu'il est nécessaire, pour des recherches expérimentales, de ne pas se borner à la confection de coupes transversales mais de faire aussi des coupes longitudinales en série.

Mais si on coupe la moelle épinière en segments isolés et qu'on divise ces derniers en une série de coupes longitudinales, il est difficile de replacer en une suite continue les tractus fibrillaires dégénérés correspondants et surtout les fibres isolées et disséminées de différents segments. Pour cette raison *E. Flatau* a eu l'idée, afin d'observer les dégénérations secondaires, de pratiquer des coupes longitudinales en série ininterrompues depuis la moelle allongée jusqu'à la queue de cheval inclusivement (chez les chiens). Sa méthode est la suivante :

La moelle épinière de l'animal opéré est extraite en entier 2 ou 3 semaines après l'opération : à la queue de cheval on attache un poids (baguette en verre) ce qui empêche l'entortillement inévitable de la moelle sans cette précaution. Deux fils disposés, en face l'un de l'autre sont passés au travers de la dure-mère qui recouvre les portions médullaires supérieures (extrém. inf. de la moelle allongée ou bien extrém. sup. de la moelle cervicale) ; la moelle est ensuite suspendue dans un cylindre en verre haut de 40 centimètres environ sur 3-4 centimètres de largeur rempli de liqueur de *Müller* ; on peut d'abord placer la moelle pendant un jour dans une solution de formol à 10 pour 100 et la déposer ensuite dans le bichromate de potasse. Les fils passés par-dessus le bord du cylindre sont maintenus par le couvercle un peu lourd, de cette façon la moelle peut flotter librement dans le liquide et en même temps au milieu du vase.

Un jour après, la dure-mère est sectionnée le long de la face antérieure et de la face postérieure de la moelle ; cette dernière est replacée dans le liquide ; après qu'elle a baigné ainsi pendant 2 ou 3 semaines, on la sort et on la fixe à l'aide de fils dans un support. Maintenue ainsi à l'air libre pendant quelque temps, on la fend ensuite avec le couteau fin à cataracte de Gräfe en suivant la ligne médiane (sillon longitudinal antérieur et septum longitudinal postérieur). Nous ferons remarquer que cette manœuvre est favorisée par l'assistance d'un aide qui ne perd pas de vue le sillon longitudinal antérieur alors qu'on observe soi-même le septum longitudinal postérieur.

Cette section a pour but de faciliter la pénétration de la liqueur de *Marchi*.

L'extrémité inférieure du cône médullaire dans la queue de cheval n'est pas fendue dans ce procédé, afin que la moelle conserve en bas ses connexions et que les deux moitiés puissent facilement être remises en place ultérieurement.

A partir de ce moment la moelle est suspendue dans

un vase cylindrique qu'on remplit dorénavant avec la liqueur de *Marchi*.

Le vase est placé avantageusement dans un endroit chaud (près d'un poêle) par exemple ; une température trop chaude doit être évitée.

Dans ce cas, comme dans la manipulation du cerveau, il est avantageux d'employer l'augmentation progressive du degré de concentration de la liqueur de Marchi (par rapport à l'acide osmique).

Au commencement on renouvelle souvent d'abord, puis plus rarement ; l'odeur de l'acide osmique doit toujours être nette. La moelle séjourne dans la liqueur pendant 3 5 semaines (selon le volume de l'animal opéré). Les manipulations suivantes ont lieu dans le même cylindre sans sortir l'objet (24 heures de lavage dans l'eau courante, alcool, montage à la celloïdine).

La moelle complètement imprégnée de celloïdine est sortie et collée sur un bloc en bois d'une construction spéciale. On emploiera le grand microtome de *Bekker*.

L'extrémité inférieure fixée dans la vis de serrage, et la plaque porte-objet du bloc sont construits d'un seul morceau de bois de chêne ; la première correspond à l'ouverture située entre les mors du microtome, la seconde à la longueur de la moelle épinière (35-40 centimètres environ de longueur sur 5 centimètres de largeur).

La pièce à serrage carrée forme avec l'axe longitudinal de la plaque un angle de 45° environ, de façon que cette dernière ne soit pas parallèle à la direction de la coupe, mais forme elle-même cet angle. Pour soutenir la préparation on collera sur la plaque porte-objet avec du collodion une couche de celloïdine solidifiée de longueur et de largeur appropriées et haute environ de 6-8 millimètres ; c'est sur cette dernière que sera fixée la moelle épinière extraite de la celloïdine épaisse.

Une fois la préparation complètement solidifiée, le bloc tout entier est mis dans un long vase en verre avec de l'alcool à 80°.

La confection des coupes en série, le couteau ayant la direction appropriée, ne présente plus des difficultés spéciales, lorsqu'on emploie le procédé des couches superficielles de collodion. Les coupes épaisses de 60 à 80 μ sont enlevées du couteau directement avec les doigts et pour la préparation ultérieure mises dans l'alcool et le xylol phéniqué et déposées ensuite sur des lames d'une longueur appropriée.

Cette méthode peut rendre de bons services là où il s'agit de poursuivre et de bien fixer topographiquement des plaques pathologiques très étendues et multiples, comme par exemple dans l'hématomyélie, la syringomyélie, la sclérose en plaques, etc.

Pour l'examen microscopique de ces coupes longitudinales ainsi que pour d'autres grandes coupes (coupes à travers le cerveau, etc.) l'appareil récemment indiqué par *Nebelthau* convient très bien.

Le principe essentiel de cet appareil est une mobilité étendue du support et du tube.

Les huiles et résines.

Il nous paraît utile d'indiquer, en quelques mots seulement, les manœuvres auxquelles devront être soumises toutes les coupes coloriées, une fois l'extraction de l'eau terminée. Cette extraction s'obtient à l'aide de l'alcool absolu ou de l'alcool à 96° seulement, dans le cas où l'on voudra empêcher la celloïdine de se dissoudre; pour obtenir ce dernier résultat on pourra, d'après *Nikiforoff*, employer aussi un mélange de chloroforme et d'alcool absolu à parties égales.

Parmi les huiles, l'huile de girofles, si habituellement employée, a l'avantage, souvent fâcheux du reste, de dissoudre la celloïdine. En plus, elle fait disparaître la plupart des couleurs à l'aniline et nuit à la coloration. Elle convient donc peu, d'une façon générale, pour nos besoins.

Les autres huiles, comme l'huile d'origan, l'huile de bergamote, l'huile de cajeput et aussi les térébenthines, sont sans effet sur la celloïdine et les couleurs à l'aniline; l'huile de cèdres sur ces dernières seulement. Mais comme moyen d'éclaircissement le *xylol* est décidément le meilleur et il est aujourd'hui d'un usage courant.

L'extraction, aussi complète que possible, doit être obtenue à l'aide de l'alcool absolu; la coupe ne doit pas séjourner trop longtemps dans le xylol pour qu'elle ne se ratatine pas. S'il est utile d'empêcher la dissolution de la celloïdine et si pour cette raison l'extraction de l'eau n'a été faite que dans l'alcool à 96° on emploiera d'après *Weigert* du *xylol phéniqué* dans la proportiotion de 1 : 3, qui, en quelques secondes à peine, achève l'éclaircissement des préparations colorées à l'*hématoxyline* et *au carmin;* on peut encore employer le *séchage au papier buvard,* en laissant tomber des gouttes de *xylol* après avoir séché, en séchant une seconde fois, et en faisant encore tomber le xylol par gouttes. Les préparations deviennent alors aussi claires que si on avait employé de l'alcool absolu.

Le xylol phéniqué peut servir plusieurs fois après filtrage, si on a pris soin de mettre dans le flacon du sulfate de cuivre brûlé. Lorsque ce dernier aura pris une teinte bleue, il sera renouvelé (tout comme dans l'emploi pour la préparation de l'alcool absolu.) Un bon mélange est le suivant :

Xylol très pur.	45 grammes.
Acide phénique.	15 —
Sulfate de cuivre brûlé. . . .	40 —

Pour les colorations avec des *couleurs à l'aniline,* il est recommandable d'employer à la place du xylol phéniqué, du xylol à l'huile d'aniline dans la même proportion de 1 : 3.

La préparation ultérieure des coupes après éclaircissement est toujours la même : il faut sécher complètement avec du papier à filtrer disposé en plusieurs épaisseurs, recourir au vernis de dammare ou au baume de Canada, appliquer enfin la lamelle.

Pour la confection de préparations durables, et dans

le domaine du système nerveux on utilise presque exclusivement de semblables préparations, on emploie de préférence les résines et en particulier les trois suivantes : le *baume de Canada, le vernis de Dammare,* la *colophane.* La conservation des préparations dans la *glycérine,* qu'on emploie quelquefois dans la méthode de *Golgi,* est toujours compliquée. La *térébenthine de Venise* demande plusieurs mois pour acquérir la dureté du baume de Canada.

On dissout le *baume de Canada* dans du chloroforme ou du xylol, jusqu'à ce qu'il ait la consistance voulue. Les solutions de térébenthine font souvent pâlir les couleurs fragiles.

Le *vernis de Dammare* est préféré par certains histologistes au baume de Canada, son emploi ferait soi-disant mieux apparaître les détails fins. Il se solidifie aussi plus vite. On le fait dissoudre dans la benzine et la térébenthine à parties égales.

La *colophane,* dissoute dans la benzine ou le chloroforme, est employée surtout avec la coloration au bleu de méthyle de *Nissl;* elle a l'avantage de ne pas devenir jaune au bout d'un certain temps.

III. Changements du poids cérébral après sa conservation dans différents liquides conservateurs, spécialement dans les solutions de formol.

(D'après E. FLATAU).

En préparant macroscopiquement le cerveau et en fixant son poids, on se pose souvent la question de savoir quelles sont les variations qu'il peut subir après un séjour plus ou moins long dans les différents liquides de conservation.

Les cerveaux d'animaux rares sont souvent envoyés des pays lointains aux Instituts anatomiques et aux musées, sans que le poids des organes pour différentes raisons ait été fixé sur place. Cette même question se pose encore, quand on a divisé en différentes portions isolées le cerveau dont le poids a été déterminé en entier et quand on veut apprécier le poids particulier de chacune de ces portions.

Pour y répondre, Flatau a étudié l'influence des différents liquides de conservation en usage sur le poids cérébral.

L'action relative des sels de chrome et de l'alcool

pendant des durées variables ayant été fixée avec une grande exactitude dans le travail très soigné de *Donaldson*, nous n'indiquerons ici que les résultats obtenus quand on se sert du formol en solutions d'un pour-cent différent et nous ferons une comparaison avec l'action des sels de chrome et l'alcool, en nous basant sur les données fournies par *Donaldson*. Il résulte de nos recherches que le poids du cerveau de l'homme, mis dans une solution de formol à 10 pour 100, augmente de 2 3 pour 100 par rapport au poids primitif dans le premier mois et de 1 pour 100 seulement après environ un séjour de 5 à 15 mois.

Le poids du cerveau augmente dans une solution de formol à 5 pour 100 pendant les 4 premiers jours de 9 pour 100, après un mois de 10 pour 100, après 5 mois environ de 7 pour 100, après 15 mois environ de 6 pour 100.

Dans une solution de formol à 1 pour 100, le poids du cerveau augmente dans les 2 premiers jours de 14 pour 100, après un mois de 23 pour 100, après 15 mois de 19 pour 100.

Chacun des hémisphères augmente dans une solution de formol à 10 pour 100 pendant les 3 premiers jours de 7 pour 100, après un mois de 4 pour 100, après 19 mois environ de 2 pour 100.

Chacun des hémisphères augmente, dans une solution de formol à 1 pour 100, de 14 pour 100 dans les 3 premiers jours ; de 20 pour 100 après un mois ; de 17 pour 100 après 19 mois environ.

La moelle épinière augmente, dans une solution de

formol à 10 pour 100, de 10 pour 100 dans les 3 premiers jours, de 14 pour 100 après 5o jours, de 14 pour 100 après 19 mois.

Dans une solution de formol à 1 pour 100, la moelle épinière augmente dans les 3 premiers jours de 11 pour 100; après 5o jours de 13 pour 100; après 5 mois de 23 pour 100; après 19 mois de 17 pour 100.

Il en résulte premièrement qu'il' y a un rapport inverse entre la concentration de la solution et l'augmentation du poids, de telle façon que, plus *la concentration de la solution employée est faible, plus l'augmentation du poids est grande.*

Mais il résulte aussi que l'augmentation du poids suit une courbe dont les deux extrémités sont à peu près au même niveau (dans notre cas la durée est de 1 an et demi), et dont le point culminant, pour les solutions plus faibles du moins, est notablement élevé.

Enfin l'augmentation du poids de la moelle épinière paraît beaucoup plus considérable que celle du cerveau.

En combinant les résultats de *Donaldson* (pour les sels de chrome et l'alcool) avec ceux obtenus en employant les solutions de formol, nous pourrons établir le tableau d'ensemble suivant (pour des cerveaux enlevés du cadavre 24 heures après la mort).

CHANGEMENTS DU POIDS CÉRÉBRAL EN EMPLOYANT DIFFÉRENTS LIQUIDES DE CONSERVATION

APRÈS JOURS	DIMINUTION en POUR CENT par l'alcool à 96 o/o.	AUGMENTATION EN POUR CENT par le bichrom. de potasse solution à 2 1/2 o/o		AUGMENTATION EN POUR CENT par des solutions de formol de 10 o/o, 5 o/o, 1 o/o.	
1	— 7	»	»	+ 6	»
3	— 18	+ 21	+ 2	+ 9	+ 14
30	— 30	+ 32	+ 3	+ 10	+ 23
90	— 31 o/o	+ 32 o/o	+ 1,5 o/o	+ 9 o/o	+ 23 o/o
150	»	»	+ 1	+ 7	+ 22
450	»	»	+ 1	+ 6	+ 19
560	— 34	+ 31	»	»	»

IV. Appareil à dessiner d'après L. Edinger.

Cet appareil rend les plus grands services lorsqu'il s'agit de dessiner des préparations à un faible grossissement. A l'encontre de la plupart des autres appareils basés sur le principe de la chambre claire, il donne *une projection objective* directement sur une feuille de papier et fournit un agrandissement de 2 à 30 dont les contours sont facilement déterminés avec un crayon.

Dans ce cas il ne s'agit que de grossissements à la loupe ; d'après *Edinger*, une lentille projette la lumière sur un miroir incliné à 45°, d'où elle arrive en bas sur le support ou la préparation. Sous le support existe un porte-loupe pouvant être déplacé par une manivelle ; il est muni de plusieurs loupes de rechange. L'image projetée par la loupe, arrive sur la feuille de papier à dessin placée horizontalement, avec une netteté très grande et un coloris parfait.

Cet appareil qui permet de dessiner à des grossissements très faibles a l'avantage de ne pas fatiguer le dessinateur, même s'il travaille pendant longtemps, car la fatigue que détermine dans les autres appareils l'observation simultanée de la préparation et du crayon est évitée ici par la projection.

La photographie des préparations macroscopiques.

Mentionnons également ici les services que la photo graphie a rendus à ceux qui s'occupent de l'anatomie du système nerveux ; cette méthode, en raison de ses perfectionnements constants, permet d'espérer les meilleurs résultats.

On doit établir une distinction entre les photographies de préparations macroscopiques et microscopiques.

Pour obtenir une reproduction fidèle des préparations macroscopiques fraîches, il faut les photographier dans une situation qui correspond le mieux à leur situation naturelle dans le corps.

Partant de ce principe, *Flatau* a construit l'appareil suivant qui permet de « photographier verticalement » plus particulièrement le cerveau ; il se compose de trois parties :

1° D'un grand porte-objectif rond en bois avec un trou pour l'objectif ;

2° De deux vis à serrer ;

3° D'un tube en métal dans lequel peut glisser une tige en métal et qu'on peut fixer à l'aide d'une vis à une longueur voulue.

Le cerveau frais est lavé à l'eau et fixé sur une assiette noire à l'aide d'un ciment et dans une position qui se rapproche le plus possible de la normale. L'opérateur se met sur une chaise haute ou sur une table et met au point la préparation, qu'il y aura avantage à placer sur un support tournant.

Une pareille photographie verticale peut acquérir une grande valeur, dans le cas de tumeur cérébrale par exemple. Plus que dans tout autre organe, il y a une importance capitale lorsqu'il s'agit du cerveau ou de la moelle épinière, à localiser avec la plus grande exactitude les rapports de situation ; dans ces deux portions du système nerveux, en effet, les localisations les plus variées restent toujours cantonnées dans des espaces relativement peu étendus.

Quand on veut obtenir des clichés microphotographiques, on peut se servir de l'*appareil d'Edinger* (ou de l'un des nombreux autres appareils qui varient par quelques détails de construction). Une description de cet appareil me paraît superflue ici. Tous ceux qu'il intéresse, le connaissent suffisamment.

V. Les méthodes de coloration.

Nous sommes loin des temps, où il était possible à l'anatomiste et à l'anatomo pathologiste de faire des découvertes sur des préparations qu'il pratiquait à la main avec un rasoir. Depuis, des progrès importants ont été espérés d'abord, puis réalisés, grâce aux perfectionnements incessants des méthodes de recherches.

C'est ainsi que successivement le microtome remplaça la main, les couteaux à lame plane ou concave, le rasoir. Dans les préparations qui acquéraient une minceur, une régularité et une facilité de pénétration par la lumière presque idéales, on peut différencier par la coloration les différents éléments constitutifs et les rendre facilement reconnaissables à l'œil.

Pendant que les instruments destinés à faire des coupes et les microscopes atteignaient un degré de perfectionnement qu'il ne nous paraît ni utile ni guère possible de dépasser, nous assistons à des progrès constants en ce qui concerne la découverte de nouvelles méthodes de coloration ou l'amélioration de celles déjà en usage, ce qui nous permet d'obtenir les plus grands succès surtout dans l'étude microscopique du système nerveux.

De même, nous avons pu mettre à profit les perfectionnements dûs à la chimie et à la teinturerie industrielle ; dans cette dernière, ainsi que dans notre domaine, on s'efforce d'obtenir des couleurs inaltérables et électives.

Tout en reconnaissant la part très grande qui revient à la chimie, dont les progrès sont incessants, on doit avouer qu'on ignore pourquoi tel élément se comporte différemment que tel autre en présence d'une même couleur.

La plupart des procédés de coloration furent découvertes empiriquement ; mais les perfectionnements obtenus ne furent possibles qu'à la suite d'expériences nombreuses et bien conduites.

Ceux qu'intéressent les principes de la coloration et ses applications pourront, avec grand profit, consulter l'excellent *Manuel de la coloration de Löwenthal* ; mais ils trouveront de précieuses indications surtout dans les nombreux travaux de *C. Weigert*.

Dans la technique des colorations pour obtenir des réactions, nous avons recours soit *aux préparations chimiques*, soit *aux corrosifs*, soit *aux substances colorantes*. Toutefois une classification rigoureuse n'est pas possible : le bichromate de potasse par exemple, qui est une véritable matière colorante servant à préparer le jaune de chrome, est employé également comme corrosif, sans rappeler son pouvoir durcissant.

Alors que d'une façon générale les préparations chimiques n'ont qu'une certaine action préparatoire et adjuvante. *les corrosifs sont destinés à fournir avec les matières colorantes certains mélanges colorés et à participer à la formation de la couleur définitive, en devenant véritablement des éléments de la couleur.*

Ils fournissent ainsi ce qu'on appelle *les vernis de couleurs* et si parfois ils ne servent qu'à fixer les substances colorantes, ils deviennent souvent les éléments constitutifs de la couleur définitive ; la matière colorante sans adjonction d'un corrosif ne forme pas toujours une véritable couleur. On voit même souvent la même substance colorante donner avec différents corrosifs des tons différents et d'une pureté variable.

Nombre d'anatomo-pathologistes reprochent à la technique moderne de coloration, plus encore qu'à celle utilisée autrefois, de ne donner que des « préparations artificielles ».

Ce reproche est fondé à un certain point de vue et le but idéal à réaliser serait de pouvoir observer au microscope tous les processus de transformation durables ou transitoires, que l'on rencontre dans le système nerveux, tels qu'ils se présentent dans la réalité et non tels qu'ils se révèlent artificiellement grâce à la coloration.

Tous ceux qui s'occupent de recherches neuro pathologiques se rendent bien compte qu'ils n'ont sous les yeux que des préparations artificielles, mais ils n'oublient pas que la connaissance progressive des processus morbides et vitaux est due en grande partie aux travaux d'hommes qui, comme *Weigert, Golgi, Ehrlich* et autres, ont ouvert de nouvelles voies aux recherches.

Je n'ai ici ni la place ni l'intention de m'étendre plus

longuement sur cette question ; il me paraît plus utile de rappeler les règles que *Carl Weigert* a établies pour obtenir une bonne coloration.

Pour qu'une coloration soit aussi parfaite que possible, il faut que certains éléments de tissus et que certaines cellules attirent la matière colorante d'une solution et forment avec elle une combinaison d'une coloration aussi intense et d'une fixité aussi grande que possible ; en d'autres termes, il s'agit de donner la plus grande netteté, à l'aide d'une couleur déterminée, aux éléments constitutifs. Ceci étant dit, on comprend que nous ne nous contentions pas toujours d'avoir sous les yeux une préparation avec une seule teinte et que nous recourions souvent, soit à la double, soit même à la triple coloration, suivant le but que nous nous proposons d'atteindre.

Quelque variable que soit ce but, les règles établies par Weigert (1), bien qu'elles aient pour but d'obtenir *la coloration de la névroglie*, sont, avec des variantes, applicables à tous les genres de coloration.

1° *La première condition à remplir est que la coloration soit élective, c'est-à-dire que la couleur n'imprègne rien de ce qui pourrait donner prise à des confusions et qui empêcherait les éléments, que l'on désire faire ressortir, d'apparaître avec netteté. Pour la coloration de la névroglie, par exemple, on doit, d'après Weigert, rejeter*

---

(1) C. WEIGERT. Beiträge zur Kenntniss der normalen menschlichen Neuroglia. 1895. Franckfurt. A. M.

toute méthode qui n'exclut pas avec certitude la coloration des cylindres-axe et des cellules nerveuses;

2° Le second point important est la sûreté de la méthode, c'est-à-dire que toute préparation faite d'après les règles devra faire ressortir à chaque point chacun des éléments qui s'y trouvent et que l'on veut montrer. Dans tous les cas les résultats ne doivent jamais dépendre de la durée plus ou moins longue du temps qu'exige la méthode; une coloration, où une seconde de plus ou de moins décide du résultat, est à rejeter;

3° Il est très utile, toutes les fois que l'orientation l'exige, de faire ressortir d'autres éléments également.

S'il s'agit, par exemple, de mettre en évidence des fibres de névroglie, on pourra, sans aucun inconvénient, colorer le noyau dans le même ton, car personne ne confondra jamais une fibre avec un noyau. Dans tous les autres cas naturellement, il s'agira toujours d'une coloration de contrastes.

4° Les éléments que l'on désire représenter doivent autant que possible être d'une coloration éclatante;

5° Les préparatifs et la confection de la préparation doivent demander le moins de temps possible, bien que pour le reste le « tuto » passe bien avant le « cito et jucunde ».

Pour la coloration des gaines myéliniques, par exemple, on peut aujourd'hui, sans l'aide de la chaleur, faire des préparations en 4 jours (compar. coloration des gaines myéliniques), alors qu'autrefois, pour obtenir les mêmes résultats, il fallait des semaines et des mois.

6° Les différentes manœuvres que nécessite la confection des préparations ne doivent pas altérer ces dernières, de façon à éviter le ratatinement, le morcellement, etc.;

7° Il faut s'efforcer de faire des préparations durables.

Il est évident qu'on ne pourra pas, dans tous les cas, se conformer régulièrement à ces principes, mais néanmoins on ne peut considérer comme parfaite que la méthode, qui, comme le procédé classique de coloration des gaines myéliniques remplit toutes les conditions énumérées plus haut. Dans tous les cas, l'anatomo-pathologiste doit au moins exiger que les différents éléments de la préparation, se présentent d'une façon *élective*; car, plus la coloration est isolée, plus la reconnaissance des altérations pathologiques est rendue facile.

C'est en nous basant sur ces données que nous établirons une classification des méthodes de coloration pour chacun des éléments de la substance nerveuse, bien qu'une coloration absolument élective ne se rencontre que dans un nombre extrêmement restreint *de cas*; dans la *méthode de la névroglie de Weigert*, par exemple, les éléments caractéristiques sont seuls colorés.

Nous nous proposons donc de grouper les colorants, d'après la façon dont ils se comportent en présence des:

1) Cellules nerveuses.

2) Gaines myéliniques.

3) Cylindres axe.

4) Névroglie.

Les méthodes de *Golgi* et d'*Ehrlich* seront décrites séparément.

A. — *Coloration des cellules nerveuses.*

La méthode de coloration *au carmin* qui fut introduite dans la pratique par *Gerlach* vers 1854, est encore quelquefois utilisée aujourd'hui, mais les différentes espèces de *carmin* ont été tellement délaissées dans ces dernières années que certains neuro-pathologistes veulent à peine entendre parler de *la coloration au carmin*. Les raisons de cet abandon sont les suivantes : d'une part les détails que nous révèlent dans une préparation les colorations par le carmin sont le plus souvent perçus par un œil exercé sans aucune coloration. D'autre part on obtient les mêmes résultats avec d'autres méthodes. On n'a plus avec les colorations au carmin d'aussi beaux résultats qu'autrefois, parce que l'action préalable de l'alcool empêche la coloration d'être aussi jolie. Aussi il n'existe plus qu'un petit nombre d'histologistes qui pratiquent la coloration en bloc des pièces entières durcies dans la liqueur de *Müller*.

Enfin les méthodes de *Nissl* et de *Held* nous fournissent des détails d'une si grande finesse sur la structure intime des cellules nerveuses, que, lorsque nous voulons l'étudier, nous n'avons besoin d'aucune autre méthode. Cependant il nous paraît utile d'indiquer ici la coloration au carmin, car elle a encore une grande importance toutes les fois que nous voulons avoir des notions d'ensemble, en particulier sur les cellules nerveuses qui ont subi des altérations pathologiques.

On obtiendra toujours de meilleurs résultats avec

le carmin (1) *quand on pourra éviter l'emploi de l'alcool, par conséquent toutes les fois que la pièce tout entière, une fois durcie, sera plongée dans la solution colorante.* (Pour les détails voir plus loin).

LA COLORATION DES CELLULES NERVEUSES A L'AIDE DU CARMIN ET DE L'HÉMATOXYLINE.

Pour *la coloration de pièces entières*, on emploie *le carmin de Beale, le carminate de soude* en solution à 1 pour 100, *le carmin à l'alun* et *le carmin au borax*.

1) CARMIN A L'AMMONIAQUE (Beale).

    Carmin. 0,6
    Liq. ammon. caust. 3,75

On fait bouillir quelques minutes et on ajoute :

    Glycérine. . . . . 60 grammes.
    Eau distillée. . . . 60 —
    Alcool. . . . . . 15 —

Les pièces toutes entières séjournent pendant 2 à 8 jours dans la solution ; elles sont ensuite lavées, durcies dans l'alcool, montées et coupées.

En dehors de l'épargne de temps et de peine, la méthode de coloration de la pièce en totalité donne des

---

(1) On prépare le *carmin* en faisant agir de l'alun sur l'extrait de cochenille ; la poudre est presque insoluble dans l'eau et l'alcool ; elle se dissout facilement dans l'ammoniaque étendu d'eau.

La *cochenille* est la femelle desséchée du *Coccus Cacti*, parasite vivant sur certains cactus. Son principe colorant est l'acide carminique.

résultats d'autant meilleurs qu'elle exclut complètement l'emploi de l'alcool. La coloration des petites pièces dont les dimensions ne doivent pas dépasser 1 centimètre de longueur sur 3 centimètres d'épaisseur, demande 2 à 4 jours. On lave, puis on laisse séjourner pendant 24 heures dans 100 centimètres cubes d'alcool (à 70°) $+$ 1 centimètre cube d'acide chlorhydrique. l'acide est ensuite enlevé à l'aide de l'eau. Enfin, on durcit dans l'alcool la pièce colorée en bloc, et on coupe. L'emploi du *Carminate de soude* est très coûteux ; le gramme revient, en effet, à 3 fr. 75 environ.

2) LE CARMIN A L'ALUN, préparé d'après la formule de *Grenacher*, est employé, soit pour la coloration des pièces en bloc, soit pour les coupes isolées, mais son usage est moins répandu. On le prépare en faisant bouillir, pendant un quart d'heure à une heure, 2 à 5 grammes de carmin avec 100 centimètres cubes d'une solution d'alun à 5 pour 100. Les coupes, après un séjour de 10 minutes à quelques heures, dans la solution colorante, sont lavées dans l'eau distillée, et montées ensuite. Une surcoloration n'est pas à craindre. Cette solution ne convient d'ailleurs pas aux préparations difficiles à colorer, à cause du peu d'intensité de la coloration rouge bleuâtre que prennent les noyaux. Le protoplasma est d'un rouge clair, la substance fondamentale n'est presque pas teintée.

D'après *Upson*, la coloration des coupes peut être obtenue en cinq minutes, en ajoutant par 5 centimètres cubes de la solution du carmin à l'alun 1 à 3 gouttes d'acide phospho-molybdique.

Haug recommande la formule suivante :

> Carmin. . . . . .   1 gramme.
> Borax.   1   —
> Carmin à l'alun. . .   2 grammes.

Ces substances sont broyées ; on les fait bouillir pendant une demi-heure avec 100 centimètres cubes de liqueur d'aluminium acétique.

La solution peut servir au bout de quelques semaines, et se conserve longtemps.

3) A. Carmin au borax (solution aqueuse). —

> Carmin. . . . . .   0,5 grammes.
> Borax.   2   —
> Eau distillée. . . .   100   —

Mélanger et chauffer jusqu'à ébullition.

Puis on ajoute, tout en remuant la solution, 5 centimètres cubes d'acide acétique dilué, jusqu'à ce qu'on obtienne à peu près la teinte du carmin à l'ammoniaque. On filtre au bout de 24 heures.

B. Carmin au borax (Grenacher), solution alcoolique. —

> Carmin. . . . . .   2 à 3 grammes.
> Borax.   4   —
> Eau distillée. . . .   93   —

On laisse reposer pendant deux jours et on ajoute alors une quantité égale d'alcool à 70°. On filtre au bout de 36 heures.

Les coupes séjournent dans l'une de ces deux solutions d'un quart d'heure à 10 heures. La surcoloration doit être évitée. On emploie ensuite, comme plus haut, de l'alcool additionné d'acide chlorhydrique, enfin on termine en traitant par l'eau, l'alcool, le baume.

C. Carmin au borax neutre (Nikiforow). —

      Carmin. . . . . .   3 grammes.
      Borax.   5   —
      Eau distillée. . . . 100   —

Faire bouillir et ajouter de l'ammoniaque. Une fois que la masse aura, par évaporation, perdu la moitié de son volume, on ajoutera un peu d'acide acétique dilué. Cette préparation est surtout recommandée pour la coloration des pièces.

Le procédé de la *coloration des pièces* est dans tous les cas toujours le même ; très simple, il consiste à :

1° Durcir les pièces dans la liqueur de *Müller* ;

2° Laver dans l'eau, durcir ensuite dans l'alcool ; traiter par l'éther-alcool, monter à la celloïdine ;

3° Couper ; colorer dans l'une des solutions au carmin (de quelques minutes à 24 heures) ;

4° Laver dans l'eau ou dans l'alcool additionné d'acide chlorhydrique, lorsqu'on emploie les carmins composés ;

5° Alcool, huile ou xylol phéniqué, baume de Canada. On voit alors les cellules nerveuses à noyaux, puis les cylindres-axe et enfin la névrolgie prendre une teinte rouge vif, la substance fondamentale prend une teinte rosée ; les gaines myéliniques se colorent à peine.

Les cellules ayant subi une altération pathologique se colorent d'un rouge très intense ; on peut alors souvent les reconnaître à l'œil nu sur des coupes transversales de la moelle épinière, par exemple.

Les variétés suivantes de carmin peuvent encore être utilisées suivant les besoins.

4. Carmin a l'ammoniaque. — C'est par hasard que ce carmin fut employé pour la première fois comme agent colorant.

Pour le préparer, on remue une certaine quantité de naccarat de carmin français, de la meilleure qualité, avec un peu d'ammoniaque ; on ajoute ensuite de l'eau distillée jusqu'à ce qu'on obtienne un liquide d'une coloration rouge foncé. Après avoir filtré, on laisse évaporer l'excès d'ammoniaque. Cette solution est d'autant plus active qu'elle est plus vieille. La coloration elle-même réussit mieux en laissant agir plus longtemps et surtout à la chaleur, des solutions faibles d'un ton rose. Les avantages pratiques de ce procédé ne sont pas sans importance ; on peut, en effet, toujours facilement reconnaître les coupes dans un liquide clair et éviter les difficultés qu'occasionne leur recherche dans les liquides foncés et non transparents, que forment les autres variétés de carmin.

Plus la fixation et le durcissement dans les sels de chrome ont été longs, plus la coloration devra être prolongée. Cette dernière, une fois terminée (en général au bout de 12 à 24 heures), les coupes sont lavées dans de l'eau d'abord, puis dans de l'eau additionnée d'acide acétique à 1 pour 100 environ. On peut également employer de l'acide chlorhydrique à la place de l'acide acétique. L'acide est chassé par un lavage prolongé dans l'eau (1 à 24 heures) et les coupes sont ensuite traitées et montées comme à l'habitude.

5) CARMIN A L'AMMONIAQUE SEC (Hoyer). — On prépare une solution aqueuse de :

Carmin. . . . . .   1 gramme.
Liq. ammon. forte. .   2 cent. cubes.
Eau distillée. . . .   8   —

L'excès ammoniacal est chassé par la chaleur ; la solution est mélangée, après refroidissement, avec cinq fois son volume d'alcool absolu. Après avoir filtré, on laisse se former par évaporation une poudre sèche, qui se conserve pendant des mois. Pour s'en servir, on en prépare une solution aqueuse à 1/2 pour 100 environ ; employée même à l'état frais, elle donne souvent de bons résultats. On augmente l'action colorante du carmin en laissant macérer les coupes préalablement pendant quelques minutes dans une solution d'alun et en les lavant ensuite à l'eau. Toutefois, la netteté des résultats paraît en souffrir.

6) CARMIN A L'URANE (Schmaus). — On broie ensemble 1 gramme de carminate de soude et 1/2 gramme d'oxyde d'urane, puis on les fait bouillir pendant une demi-heure dans 100 centimètres cubes d'eau distillée. On laisse refroidir et on filtre ensuite. On laisse les coupes pendant 15 à 20 minutes dans la solution colorante ; même après 24 heures, il n'y a pas de surcoloration. La celloïdine ne se colore pas dans ce procédé.

7) PICRO-CARMIN (Ranvier).

Carmin. . . . . .   1 gramme.
Liq. ammon. caust. .   3   —
Eau distillée. . . .   10   —

Une fois la solution obtenue (à la chaleur), on ajoute

200 grammes d'une solution aqueuse saturée d'acide picrique, on laisse ensuite évaporer le tout jusqu'à réduction au tiers du volume primitif et on filtre.

Au sortir du bain colorant, au bout d'une heure, on met les coupes dans de la glycérine à l'acide chlorhydrique à 1 pour 100, additionnée d'une petite quantité d'acide picrique ; on les lave ensuite pendant 5 minutes dans de l'eau (également additionnée d'acide picrique), on extrait l'eau par l'alcool et on monte.

On obtient ainsi une sorte de double coloration, les noyaux sont d'un rouge brun, le protoplasma jaune.

8) Picro-carmin au carbonate de soude (Loewenthal). — On dissout 1 gramme de soude caustique dans 100 centimètres cubes d'eau distillée et on ajoute 4 centigrammes de carmin. On fait bouillir pendant 10 à 15 minutes et on étend la solution avec 100 grammes d'eau distillée. On ajoute alors de la solution à 1 pour 100 d'acide picrique, jusqu'à ce que le précipité cesse de se dissoudre complètement. Après avoir laissé reposer pendant 3 heures, on fait passer plusieurs fois par le même filtre. Souvent, la solution se trouble après un certain temps.

Pour avoir des préparations durables il faut ici également ajouter à l'eau ou à l'alcool une petite quantité d'acide picrique.

Dans des préparations bien faites, les cellules nerveuses sont d'une belle teinte rosée, les noyaux, rouge foncé, les noyaux de la névroglie, rouge clair ; les cylindres-axe, un peu plus foncés, la myéline, jaune.

9) Carmin a la lithine (Orth.).

Carmin. . . . . 2,5-5 grammes.
Solution aqueuse saturée de carbonate de lithine. .   100   —

La coloration se fait comme avec le carmin au borax. Les noyaux se colorent en rouge foncé. On corrige facilement la surcoloration par la différenciation.

10) Picro-carmin a la lithine (Orth.).

Solution de carmin à la lithine (comme plus haut).. .   1 partie.
Solution d'acide picrique saturée. . . . .   3 parties.

Colorer pendant 6 à 12 heures ; pour le reste opérer comme plus haut. Nous ferons remarquer que dans ce procédé la myéline se colore en jaune.

Pour les préparations difficiles à colorer, *Haug* recommande la solution suivante qui se conserve facilement et qu'on peut employer de suite :

Carmin. . . . . .   1 gramme.
Chlorate d'ammon.. .   2 grammes.

Broyer et faire bouillir dans 100 centimètres cubes d'eau distillée. Après refroidissement, ajouter 15 à 20 gouttes de liqueur ammon. caust. et 0.3 à 0,5 de carbonate de lith. Filtrer ensuite. Les coupes se colorent au bout de quelques minutes. Pour la suite opérer comme plus haut.

11. Cochenille a l'alun (Csokor). — On broie un gramme de cochenille avec 1 gramme d'alun ; on fait ensuite évaporer jusqu'à réduction de moitié avec 100 centimètres cubes d'eau distillée. On filtre après refroidissement. On peut ajouter un peu d'acide phénique pour empêcher la formation de moisissures.

La surcoloration n'est pas à craindre, les noyaux des cellules se colorent en rouge, les corps cellulaires et les cylindres-axe en rouge.

L'HÉMATOXYLINE.

L'hématoxyline fut introduite dans la pratique par *Waldeyer* en 1865. On l'emploie aujourd'hui pour *rendre apparents les plus fins détails de structure des noyaux et des corps cellulaires*. Son emploi est recommandé surtout pour l'étude de la *substance fondamentale* (et des fibrilles qui la parcourent) des cellules nerveuses, lorsqu'on se sert de la *méthode au sublimé et de la coloration ferro-hématoxylique* (d'après Heidenhain), procédé qu'ont conseillé *Flemming* et d'autres, ou bien lorsqu'on emploie *la fixation au sublimé* avec la *coloration graduellement progressive à l'hématoxyline Delafield*).

L'*hématoxyline* est l'agent colorant contenu dans le *bois de campéche*.

Chevreul, en 1810, isola, en effet, de ce bois un corps cristallin d'un blanc jaunâtre qui se colore rapidement et d'une façon intense à l'air et plus encore en présence de l'ammoniaque. Par l'oxydation, il devient la véritable substance colorante du bois de campêche préparé, c'est-à-dire l'*hématéine,* dénomination due à *Erdmann*.

Le *bois de campéche* lui-même est peut-être la plus importante des matières colorantes. Sa substance colorante à la vérité est rouge, mais, combinée à des corrosifs, elle donne des laques blanches, violettes et noires. *Le bois de campêche (hématoxylon campechianum, césalpinie, variété de légumineuse), dont nous nous servons. n'est autre que le cœur du bois privé de son écorce et de son aubier.*

Les *solutions d'hématoxyline* se décomposent au bout d'un certain temps. à l'exception de celle d'*Ehrlich*, qui conserve son activité pendant plusieurs années. D'une façon générale, ces solutions donnent de meilleurs résultats quand on ne les emploie que quelques semaines après leur préparation. *A l'inverse des solutions à base de carmin, les solutions à base d'hématoxyline donnent facilement des surcolorations.*

1) ALUN A L'HÉMATOXYLINE (Boehmer). — On prépare à l'avance : *a)* une solution de 1 gramme d'hématoxyline dans 10 centimètres cubes d'alcool absolu ; *b)* une solution d'alun à 1 pour 100.

Quelques jours avant de s'en servir. on ajoute la quantité nécessaire de la solution *a)* à la solution *b)* pour obtenir un ton violet. La solution peut être utilisée quand. au bout de quelques jours. sous l'action de la lumière. elle a pris une teinte plus foncée. La surcoloration de la solution, que l'on peut souvent observer après quelques semaines, est évitée si on l'étend à nouveau avec la solution *b*.

Pour colorer : 1° Les coupes restent de 1 à 3 minutes dans la solution.

2° Elles sont ensuite lavées complètement et séjournent pendant 24 heures dans l'eau distillée.

3° On termine la préparation en recourant à l'alcool, à l'huile d'origan et au baume.

Les noyaux se colorent en violet bleuâtre, le protoplasme en bleu clair.

Si on veut faire des coupes de pièces qui ont été durcies dans les bichromates, il faut, avant la coloration, les laver largement à l'eau. On conseille aussi, au lieu de sortir directement les coupes de l'alcool pour les colorer, de les laisser séjourner pendant un certain temps dans l'eau distillée ou dans une solution d'alun à 1 pour 100.

Comme les coupes prennent une teinte foncée par un séjour prolongé dans l'eau, on ne les laissera pas trop longtemps dans l'hématoxyline. Si, malgré tout, une surcoloration se produit, on peut y remédier en employant une solution d'alun à 1 pour 100 et en lavant ensuite à l'eau distillée.

L'emploi d'un acide (quelques histologistes se servent d'une dilution d'une goutte d'acide chlorhydrique pour 50 grammes d'eau distillée), est le plus souvent inutile. Si on acidifie, il est indispensable de neutraliser ensuite (avec de l'ammoniaque, par exemple). L'huile de girofles paraissant nuire à la durée de l'intensité de la coloration par l'hématoxyline, on emploiera de préférence l'huile d'origan.

2) Hématoxyline (Delafield). — On dissout d'abord 2 grammes d'hématoxyline dans 10 centimètres cubes d'alcool absolu, on mélange ensuite avec 200 centimètres cubes d'une solution saturée d'alun ammoniacal : on expose à la lumière dans une bouteille débouchée et au bout de 4 jours on filtre.

On ajoute 100 grammes d'alcool et 100 grammes de glycérine. Si la couleur est devenue foncée, on filtre une seconde fois et on bouche la bouteille. La solution peut servir après quelques mois ; s'il est nécessaire, une petite quantité de cette solution est ajoutée à une plus grande quantité d'eau. Pour le reste, on procède comme pour le n° 1.

3) HÉMATOXYLINE ACIDE (Ehrlich).

Hématoxyline. . . .		6 grammes.
Eau distillée..		
Alcool absolu.	*aa* 300 grammes.	
Glycérine.		
Acide acét. glac.. . . .	20 —	

On ajoute à ce mélange de l'alun en excès. On filtre et on expose la solution à la lumière pendant 2 à 3 semaines ; cette exposition la fait foncer de teinte.

Cette hématoxyline d'*Ehrlich* se distingue des autres parce qu'elle a *une durée presque permanente* et *un pouvoir colorant très rapide*. Après la coloration, il faut laver à l'eau, ce qui fait encore foncer la teinte de la coupe et monter.

Tous les noyaux se colorent en bleu foncé, les corps cellulaires en bleu clair ; ces derniers peuvent rester incolores. Pour des préparations difficiles à colorer, *Haug* recommande la solution suivante qui agit rapidement :

Hématoxyline.	1 gramme.
Alcool absolu.	10 grammes.
Liq. d'acétate d'aluminium . .	200 —

D'abord bleue, cette solution devient, au bout de

quelques semaines, d'un brun noir. L'action colorante est accélérée par l'addition de carbonate de lithine. On peut ensuite différencier à l'alcool additionné d'acide chlorhydrique. Finalement, la coupe est lavée et montée.

L'ANILINE

Aux données précédentes sur la coloration, nous ajouterons une énumération rapide *des couleurs à l'aniline et de leurs combinaisons*; on peut également, en effet, les considérer comme des moyens de coloration des noyaux.

Goodall a minutieusement étudié l'action de ces matières colorantes aussi bien sur des pièces préalablement durcies aux *sels de chrome* que sur des pièces durcies au sublimé (traitement ultérieur à l'alcool).

Il découle de ses recherches une règle générale, c'est que la coloration est plus rapide pour les pièces traitées préalablement au sublimé que pour celles durcies au chrome.

Nous indiquerons ici (d'après *Goodall*) LES COLORATIONS A L'ANILINE suivantes :

1) ANILINE-BLUE BLACK (préparation anglaise). — Solution : 0,25 pour 100 grammes d'eau distillée.

Colorer pendant 1/2 heure à 1 heure. Éviter les surcolorations, car la différenciation ou l'extraction de l'excès de la couleur n'est pas des plus faciles. Laver, puis traiter par l'alcool, la créosote ou une huile (l'huile de girofles altère la couleur au bout d'un certain temps), le baume.

Pour les préparations difficiles à colorer, *Goodall* recommande une solution alcoolique (à 1/6-1/3 pour 100 préparée avec de l'alcool absolu) qui agit plus rapidement et d'une façon plus intense, mais qui colore peu la celloïdine.

Les cellules nerveuses avec leurs noyaux et leurs prolongements, les cylindres-axe, les noyaux de la névroglie et les noyaux vasculaires présentent une coloration gris bleu, ou bleu foncé. Les noyaux des cellules nerveuses et les cylindres-axe sont les éléments qui prennent la teinte la plus foncée.

Les préparations obtenues à l'aide du sublimé donnent de moins bons résultats que celles obtenues par les sels de chrome.

Bevan Lewis, pour l'étude de l'écorce cérébelleuse, a introduit les modifications suivantes :

Colorer dans la solution aqueuse, laver et mettre les pièces dans une solution d'hydrate de chloral à 2 pour 100 pendant 20 à 30 minutes. Se servir ensuite du mélange suivant :

Solution d'hydrate de chloral à 2 p. 100. . . . } *aa* parties égales.
Huile de girofles. . . . . }

Ajouter de l'alcool absolu jusqu'à ce que la solution soit claire. Différencier dans ce mélange, en exerçant de préférence un contrôle permanent à l'aide d'un faible grossissement, puis terminer par l'alcool absolu, l'huile de girofles et le baume.

L'INDULINE est employée de la même façon que l'ANILINE-BLUE BLACK.

2) BLEU D'ANILINE. — En solution aqueuse très étendue, on colore pendant 5 à 10 minutes. Pour le reste, on opère comme plus haut.

Par opposition avec les autres préparations à l'aniline, ces deux derniers colorants sont constants dans l'alcool. L'emploi préalable du sublimé n'est pas plus recommandable dans ce cas que dans les précédents.

3) BLEU DE TOLUIDINE. — Solution : 0,25 centigrammes pour 100 grammes d'eau distillée. L'addition d'une petite quantité d'alcool facilite la solution de la poudre. La coloration se fait au bout de 24 à 48 heures, elle demande un peu moins de temps lorsque les pièces ont été durcies au sublimé. Il faut ensuite laver, puis traiter par de l'alcool à 96°, par de l'alcool absolu et terminer, une fois qu'il ne se forme plus de nuages, par le xylol et le baume.

La coupe se colore en bleu clair ou en pourpre. Les noyaux des cellules nerveuses, de la névroglie et des vaisseaux sont bleu foncé ou pourpre. Les cellules nerveuses sont d'un ton plus clair. Les préparations au chrome donnent des résultats moins bons, parce que la coloration est plus diffuse.

4) BLEU VICTORIA. — Durcir dans le sublimé. Colorer dans une solution bleu foncé pendant 48 heures. Traiter comme plus haut. Les résultats sont les mêmes que dans le n° 3 ; les cellules nerveuses cependant se décolorent plus facilement. Les préparations au chrome donnent des résultats moins bons.

5) SAFRANINE. — Solution aqueuse rouge foncé (on peut employer aussi l'eau et l'alcool à parties égales). Colorer pendant 12 à 24 heures, pour le reste comme plus haut. On recommande quelquefois de se servir, pour différencier, de l'alcool à l'acide chlorhydrique (comme pour

le carmin au borax), suivi d'un alcool absolu. Cette coloration est surtout employée pour les préparations fixées à l'acide acétique chromique et osmique. Le durcissement au sublimé n'est pas recommandé.

6) DAHLIA. — Solution aqueuse d'un rouge très foncé. Le séjour des coupes dans cette solution colorante peut être prolongé même pendant 48 heures. Une surcoloration est corrigée comme avec le bleu de toluidine. Les résultats sont les mêmes pour des préparations au sublimé et au chrome.

7) VIOLET DE GENTIANE. — Solution aqueuse d'un violet foncé. On peut prolonger la coloration même pendant 48 heures. Pour le reste, opérer comme plus haut. On pourra employer l'alcool à l'acide chlorhydrique. Les préparations au chrome et au sublimé donnent les mêmes résultats.

8) VIOLET DE MÉTHYLE. — Solution d'un violet foncé dans de l'eau et de l'alcool à parties égales. Colorer pendant 2 à 3 jours. Procéder comme plus haut. Le sublimé réussit mieux que le chrome.

9) BLEU DE MÉTHYLÈNE. — Solution aqueuse bleu foncé. Colorer pendant 48 heures, comme plus haut. Méthode destinée à mettre en relief les noyaux de la névroglie. Mêmes résultats pour les pièces durcies par le chrome et le sublimé.

10) ROUGE DE CONGO. — Solution rouge foncé à l'eau et à l'alcool à parties égales. Colorer pendant 12 à 18 heures. Les coupes de couleur rouge brune sont lavées dans l'eau et l'alcool, puis différenciées pendant quelques

heures dans l'alcool à l'acide chlorhydrique (comme pour le carmin au borax). On se sert enfin, mais rapidement, d'eau et d'alcool, xylol, baume. Les cylindres-axe apparaissent d'un brun noir, les cellules nerveuses et névrogliques de même ou en pourpre, la substance fondamentale est plus claire. Les cylindres-axe surtout sont nets.

Nissl recommande le procédé suivant :

Durcir dans le bichromate de potasse, traiter ensuite à l'alcool à 95°, colorer dans une solution de rouge de Congo (5 grammes pour 400 grammes) pendant 72 heures.

On utilise ensuite l'alcool à 95° pendant 5 à 10 minutes, puis l'alcool à l'acide nitrique (3 grammes pour 100 grammes) pendant 6 heures, et enfin l'alcool, l'huile, le baume. Le durcissement au sublimé n'est pas à recommander.

11) VERT DE MÉTHYLE. — Moins employé, car il est facilement dissous par l'eau et l'alcool.

Erlitzky l'a cependant beaucoup employé pour les coupes durcies avec sa liqueur, et cela en solution aqueuse ou alcoolique à 1,5-2 pour 100. Il faut colorer pendant 12 à 24 heures.

Cette méthode est précieuse pour la coloration des noyaux. On doit ajouter, à une solution aqueuse forte, de l'acide acétique à 1 pour 100 et laver ensuite les coupes avec de l'eau légèrement acidulée.

Parmi les très nombreuses COMBINAISONS obtenues avec l'ANILINE, nous indiquerons encore (d'après *Goodall*) les suivantes :

1. Biondi-Ehrlich. — Triple mélange de couleurs. (Vert de méthyle-fuchsine acide-orange.)

Durcir au sublimé ou au chrome, colorer pendant 6 à 24 heures, laver, alcool, xylol, baume.

La coupe est rougeâtre, les cellules nerveuses violet clair, leurs noyaux violet foncé, les noyaux de la névroglie bleu verdâtre, les vaisseaux rouge foncé.

2. Violet de gentiane et éosine. — Durcir au chrome, colorer dans une *solution alcoolique de violet de gentiane* (coupée par moitié d'eau). Différencier ensuite avec de l'alcool ou de l'alcool chlorhydrique, puis colorer pendant une à deux minutes dans une solution assez forte d'*éosine*, laver à l'eau, xylol, baume.

COLORATIONS DE CONTRASTE

Pour obtenir *des colorations de contraste,* il existe toute une série de combinaisons que nous ne devons pas oublier de signaler ; la plupart d'entre elles n'ont pas toutefois une grande importance pour arriver au but que nous nous sommes proposé, c'est-à-dire à la connaissance de la structure normale et des altérations pathologiques du système nerveux. Les procédés sont pour la plupart simples : ils reposent sur l'emploi habituel du bichromate de potasse avec un durcissement ultérieur à l'alcool.

1) Hématoxyline et acide picrique. — On colore dans l'*hématoxyline* (celle d'*Ehrlich,* par exemple), pendant une demi-heure. Laver, puis on laisse pendant quelques minutes dans de l'alcool coloré en jaune avec des cristaux

d'acide picrique. La coupe bleue devient jaunâtre. Xylol, baume.

Les cellules nerveuses apparaissent jaunâtres, leurs noyaux violet clair, les noyaux de la névroglie et les noyaux vasculaires violet foncé, la substance fondamentale est jaune.

2) CARMIN ET ACIDE PICRIQUE. — Colorer dans du carmin et procéder ensuite comme pour le n° 1 ; la coupe rouge devient jaune rougeâtre. Xylol, baume.

Les cellules nerveuses sont rouges, le noyau rouge foncé, la substance fondamentale plus claire. Les noyaux de la névroglie ne sont pas nets.

3) HÉMATOXYLINE ET ÉOSINE. — Colorer dans l'*hématoxyline (Ehrlich,* pendant un quart d'heure. Laver et recolorer ensuite pendant quelques minutes dans une solution faible d'*éosine.* La coupe bleue devient violet rougeâtre. Xylol, baume.

Les cellules nerveuses apparaissent en rouge, leurs noyaux en violet clair, les noyaux de la névroglie et des vaisseaux en violet foncé, la substance fondamentale en rouge clair.

Cette combinaison donne les meilleurs résultats, aussi est elle très employée. *Goodall,* de son côté, recommande également la suivante comme très bonne.

4) HÉMATOXYLINE ET BENZO-PURPURINE B. — Colorer dans l'*hématoxyline (Ehrlich)* pendant 10 minutes. Laver. Recolorer ensuite dans une solution faible de *Benzo-purpurine B.* pendant quelques minutes. Laver, alcool, xylol, baume.

Les cellules nerveuses prennent une teinte rougeâtre, leurs noyaux violet clair, les noyaux de la névroglie et des vaisseaux, violet foncé, la substance fondamentale, violet rougeâtre.

5) HÉMATOXYLINE ET ANILINE-BLUE-BLACK. — Colorer dans l'*hématoxyline* pendant quelques minutes ; puis, pendant quelques secondes dans une solution aqueuse à 5 pour 100 *d'aniline-blue black*, laver et pour le reste opérer comme plus haut.

En dehors de la rapidité de la coloration, cette combinaison donne des contrastes nets, parce que l'*aniline-blue-black* colore surtout les cellules nerveuses, et l'hématoxyline surtout les cellules névrogliques.

Cette coloration est surtout bonne pour l'étude de l'écorce cérébelleuse (cellules de *Purkinje*).

6) HÉMATOXYLINE ET SAFRANINE. — Colorer pendant quelques minutes dans l'hématoxyline. Laver. Recolorer dans une solution de safranine (safranine, 1 gramme ; alcool abs., 100 grammes ; eau dist., 200 grammes). Laver et pour le reste opérer comme plus haut.

Les cellules nerveuses et les cylindres-axe prennent une teinte rouge clair, tous les noyaux une teinte violette, la substance fondamentale une teinte rougeâtre.

7) ANILINE-BLUE-BLACK ET PICRO-CARMIN. — Colorer dans le *picrocarmin* (pendant un quart d'heure à une demi-heure), puis *directement* colorer dans une solution aqueuse à 1/4 pour 100 *d'aniline-blue-black*. Au bout de 10 minutes environ, la coupe devient violet foncé. Pour le reste, opérer comme plus haut.

Les noyaux vasculaires surtout, au milieu des éléments colorés en violet, résistent avec une grande netteté.

8) PICRO-CARMIN ET VERT D'ANILINE. — Colorer pendant un quart à une demi-heure dans le *picro-carmin* à l'étuve. Laver dans de l'eau acidulée, puis rapidement dans de l'eau distillée. Contrecolorer dans une solution aqueuse de *vert d'aniline* (1 gramme pour 1,000 grammes) pendant 24 heures. Eau et comme plus haut.

Ce procédé est surtout recommandable pour l'étude de la structure du cervelet à un faible grossissement. Les cellules de *Purkinje* et les vaisseaux apparaissent en rouge, les cylindres-axe en vert foncé, la myéline en vert foncé.

9) CARMIN ET BLEU D'ANILINE (Duval). — Colorer dans le *carmin*, laver, contre-colorer pendant 5 minutes dans la solution suivante :

Solution alcoolique saturée de bleu d'aniline.   X gouttes.
Alcool absolu. . . . . 10 grammes.

Éclaircir les coupes dans l'essence de térébenthine sans aucun autre emploi d'alcool, baume.

Les coupes sont violet foncé, les cellules nerveuses avec les cylindres axe violet rougeâtre, les noyaux de névroglie bleus, les noyaux des vaisseaux violet bleu.

10) CARMIN AU BORAX ET PICRO-CARMIN. — Colorer au choix, dans le premier ou le second de ces deux colorants, ou aussi dans un mélange des deux (on ajoute, pour un verre d'eau de carmin au borax, quelques gouttes de picro-carmin). Laver, extraire l'eau dans l'alcool additionné d'acide picrique, xylol, baume.

Les résultats obtenus sont les mêmes que pour le

n° 2 (carmin et acide picrique) ; cependant, les noyaux sont plus nets.

11) Carmin au borax et carmin a l'indigo. — Colorer pendant quelques heures dans le *carmin au borax de Grenacher*. Différencier dans de l'alcool à l'acide chlorhydrique, laver, contrecolorer dans une solution bleu foncé et alcoolique de carmin à l'indigo, pendant 10 à 20 heures. Laver, alcool, xylol, baume.

Les cellules nerveuses sont bleues, leurs noyaux rouges, la névroglie et les noyaux vasculaires rouges ou violets, la substance fondamentale vert bleu et la myéline verte.

La coloration des cellules nerveuses.

D'après Nissl.

1) Durcir les pièces fraîches dans l'alcool à 96°.

2) Coller les pièces (sans les monter) sur du liège avec de la colle forte ou de la gomme arabique. Couper.

3) Colorer avec une solution de bleu de méthylène dans un verre de montre à la flamme, jusqu'à ce qu'il se forme des petites bulles (à 65° 70°).

La solution colorante se compose de :

Bleu de méthylène.	3,75	grammes.
Savon vénitien râpé. . . .	1,75	—
Eau distillée.	1000	—

(4 Différencier dans de l'alcool à l'huile d'aniline jusqu'à ce qu'il ne se produise plus d'épais nuages de couleur.

Huile d'aniline.	10	grammes.
Alcool à 96°.	90	—

L'huile d'aniline ainsi que le liquide utilisé pour

différencier seront conservés dans une bouteille foncée, à l'abri de la lumière.

5) Sécher bien les coupes sur la lame et les rendre ensuite transparentes avec de l'huile de cajeput. Sécher une seconde fois avec du papier buvard.

6) Verser sur les coupes de la benzine et les monter dans la colophane à la benzine, en faisant évaporer la benzine sur la flamme.

La méthode de coloration de *Nissl* permet d'apprécier la structure de la cellule nerveuse dans ses plus fins détails et les résultats qu'elle donne n'ont pu être obtenus jusqu'alors par aucun autre procédé. Le début de certains processus de dégénération portant sur les *éléments anatomiques* que cette méthode de *Nissl permet de colorer* n'a pu être révélé que grâce à ce procédé. Pour faciliter l'étude des cellules nerveuses, d'après cette méthode de Nissl, nous croyons utile de donner un certain nombre d'indications générales qui ont été signalées par *Goldscheider* et *Flatau* (1).

1) On met pendant 5 à 10 minutes la moelle épinière en entier (mais fragmentée en segments n'ayant pas plus de 2 centimètres de longueur) dans l'alcool. Il faut garnir préalablement le fond du vase avec de la ouate.

2) Au bout de 5 à 10 minutes on fait des coupes de 2 à 3 millimètres d'épaisseur et, après les avoir séchées avec du papier buvard, on marque avec un point à l'encre,

------

(1) Goldscheider et Flatau. Normale und pathologische Anatomie der Nervenzellen, 1898.

dans la substance blanche, l'une des deux faces de la coupe. Pour les coupes très minces, un durcissement de 15 à 20 heures sera suffisant.

3) On enlève la pie-mère avec une petite pince, en commençant par le sillon longitudinal. On sèche les pièces sur du papier buvard et on les colle sur du liège à l'aide d'une mince couche de colle forte, en appuyant légère- ment avec le doigt. On enduit les préparations d'alcool à 96°.

4) Les morceaux de liège avec les pièces sont mis dans l'alcool à 96°. Au bout d'une demi-heure on peut couper.

5) Les coupes (ayant 10 à 20 μ d'épaisseur) sont mises dans du bleu de méthylène. *La formation de bulles est inutile, il suffit de chauffer légèrement* jusqu'à pro- duction de vapeurs; *les coupes pendant l'opération res- tent à la surface.*

6) Les coupes sont mises pendant 1/2 à 1 minute dans l'alcool à l'huile d'aniline, puis encore dans le bleu de méthylène (double coloration),[c] et enfin dans l'alcool à l'aniline. La substance *blanche* doit paraître claire.

Avant de procéder à la coloration, il est bon de laisser les coupes pendant quelques heures dans l'alcool.

7) Les coupes sont plongées successivement dans plu- sieurs soucoupes remplies d'alcool à l'huile d'aniline; elles doivent ensuite être séchées avec le plus grand soin avec du *papier buvard fin* plié en plusieurs épaisseurs. Les coupes deviennent alors d'un brillant nacré.

8) Elles séjournent peu de temps dans l'huile de caje- put, on les sèche à nouveau rapidement et on a recours à la benzine et à la colophane à la benzine.

Les cristaux qui plus tard pourraient apparaître dans la préparation, disparaîtront par l'action de la chaleur. Au lieu d'alcool, on peut également au début fixer les pièces pendant 1 à 2 jours dans du formol à 10-20 pour 100.

La méthode de Nissl, la coloration au bleu de thionine et de toluidine servent à colorer *la substance formée colorable. (Corpuscules cellulaires de Nissl.)*

Les méthodes de *Flemming* et *de Held* colorent également la *substance intermédiaire* ou la *substance fondamentale.*

Pour le fixage, *Flemming* employait l'acide chromique, l'acide acétique chromique et surtout une solution concentrée de sublimé. Comme colorants il employait en dehors de la safranine et du violet de gentiane, surtout l'*hématoxyline au fer* de *Heidenhain* et teintait aussi *les préparations au sublimé* avec une *coloration progressive à l'hématoxyline* (de Delafield).

Nous ne possédons pas encore actuellement une méthode permettant de voir nettement les *fibrilles des cellules nerveuses.* La méthode qui réussirait le mieux serait la coloration de *Heidenhain à l'hématoxyline au sublimé et au fer*; la solution de fer disparaît en présence de l'acide acétique; cette disparition est complète quand la préparation devient pâle et prend une teinte gris bleu. D'après *Flemming* on peut faire également apparaître des fibrilles en faisant durcir un ganglion rachidien, par exemple, dans de l'alcool à 90°, progressivement renforcé, pendant 3 jours, en coupant après montage (à la paraffine ou à la celloïdine) et en colorant les coupes pendant quelques heures avec une solution étendue d'hématoxyline de *Dela-field*; les fibrilles se dessinent suffisamment; elles sont cependant moins nettes que dans les préparations au sublimé.

La méthode de *Becker* qui permet d'obtenir la figu ration des fibrilles à l'aide de cuivre à l'hématoxyline n'est pas encore publiée.

V. Lenhossèk obtient de bonnes préparations pour l'étude de la *structure du noyau* en se servant de l'héma-toxyline au fer. On colorera le noyau et les corpuscules nucléaires avec de l'*éosine au bleu de toluidine* de *V. Lenhossèk* et avec du *bleu de méthylène* à l'*érythrosine de Held*.

Pour éviter les fausses interprétations dues aux produc-tions artificielles qui peuvent apparaître dans les prépara-tions, *Nissl* a eu recours à l'artifice suivant: Il remplace les cellules nerveuses qui se trouvent dans les tissus, par un schéma qu'il appelle l'*équivalent des cellules*.

Cet équivalent devra représenter l'image microscopique des cellules nerveuses qu'on trouve dans le tissu d'un animal sacrifié d'une façon déterminée. L'expérience montre que cette image est toujours la même, lorsqu'on a recours à la même technique et qu'on invoque les mêmes hypothèses. Les formations, par conséquent, qui dévieront de cette image équivalente et qui sont dues à des influences encore inconnues de la technique, ne seront pas prises en considération; on pourra en quelque sorte les éliminer. Ainsi, la question des productions artificielles n'existe plus. En effet, si toutes les images des cellules qu'on obtient sont des images équivalentes, il est clair que pour tout ce qui déviera de cette image équivalente, on devra incriminer la cellule elle-même.

Il est incontestable qu'à l'aide de ce procédé imaginé par *Nissl*, on peut réduire à néant certaines objections qui ont été faites et éviter certaines erreurs qui ont été commises.

Ramón y Cajal conseille de durcir les pièces dans du sublimé d'abord et après dans de l'alcool.

11ᵉ MÉTHODE DE LA COLORATION DES CELLULES NERVEUSES DE NISSL

1) Durcir dans de l'alcool à 96°.

2) Couper, colorer au-dessus de la flamme dans une solution aqueuse concentrée de fuchsine ou de Magenta, jusqu'à production de vapeurs.

3) Laver pendant 1 à 2 minutes dans l'alcool absolu.

4) Huile de girofles. Baume de Canada.

On peut obtenir sur des coupes la coloration des gaines myéliniques (*d'après Weigert-Pal*) en utilisant des pièces destinées à la coloration de *Nissl*, toutes les fois que le durcissement préalable des pièces a été obtenu avec le *formol*. Dans ce cas, on procède, d'après *H. Gudden*, de la façon suivante : les coupes sont mises pendant 10 heures environ dans une solution d'acide chromique à 55 o/o et à la température de la chambre. Après un lavage à l'eau et une courte imbibition dans l'alcool à 80° on fait subir aux coupes les mêmes manipulations que s'il s'agissait de préparations durcies par la liqueur de *Müller* ; j'ajouterai même que la coloration est meilleure lorsqu'on ajoute quelques gouttes d'acide nitrique faible à l'hématoxyline (compar. avec *Marina*, page 19).

Modification de la méthode de *Nissl* d'après *Sadorsky* (avec emploi du formol).

1) Durcir dans le formol (à 10 pour 100) pendant 3 à 4 jours.

2) Alcool à 96° pendant 2 jours, alcool absolu (3 jours), celloïdine.

3) Colorer dans une solution de bleu de méthylène (à 1 pour 100) ou dans la fuchsine (solution saturée à 5 pour 100 d'acide phénique).

4) Différencier avec une solution à 1 pour 100 d'acide acétique glacial jusqu'à ce que la substance grise et la substance blanche se séparent l'une de l'autre.

5) Alcool absolu, xylol, baume.

COLORATION A LA THIONINE (1)

Pour les préparations durcies à l'alcool (comme dans la méthode de *Nissl*), il nous faut encore mentionner la

---

(1) La *thionine* (violet de LAUTH), substance colorante goudronnée basique est chimiquement apparentée au bleu de méthylène, elle forme la substance mère de ce dernier. Les deux corps sont des *Indamines*. *Le bleu de toluidine* appartient également *au groupe de la thionine*. La *thionine* fut employée pour la première fois par P. EHRLICH pour la coloration de la substance nerveuse vivante (de même que le bleu de méthylène).

coloration *des corpuscules de Nissl* avec de la *thionine* d'après *Weigert* (ou *Hoyer*) qui rend de grands services.

1) Durcir dans l'alcool à 96° ou absolu. On pourra préalablement aussi employer une solution de formol à 5o pour 100 pendant 2 jours.

2) Monter à la celloïdine ou à la paraffine pour obtenir des coupes très fines.

3) Colorer dans une solution aqueuse concentrée de thionine pendant 5 minutes.

4) Laver rapidement ; différencier dans : huile d'aniline, 1 gramme, alcool absolu, 9 grammes.

5) Éclaircir les coupes dans de l'huile de cajeput. Xylol, baume au xylol.

Comme dans la méthode de *Nissl*, la persistance de la coloration est dans ce cas très limitée et souvent très passagère.

Pour bien apprécier la structure des cellules nerveuses et de leurs prolongements, *Held* a encore indiqué une double coloration, qui donne de très belles épreuves et que nous ne devons pas oublier de mentionner ici. Elle s'adresse surtout à la masse protoplasmique située entre les corpuscules, appelés corpuscules de *Nissl*, masse protoplasmique restant habituellement non colorée.

MODIFICATION DE LA MÉTHODE DE NISSL D'APRÈS HELD

1) Monter à la paraffine. Les coupes (épaisses de 1 à 10 µ) sont collées après traitement par un alcool faible.

2) Colorer avec la solution suivante d'érythrosine :

> Erythrosine pure. . .   1 gramme.
> Eau distillée. . . .   150   —
> Acide acét. glacial.. .   II gouttes.

(Pendant une à deux minutes en chauffant légèrement.)

3) Laver à l'eau. Recolorer avec la double solution suivante :

a) Solution aqueuse d'acétone (1 p. 20). . .)
b) Solution de bleu de méthylène de Nissl. .) à parties égales.

On colore en chauffant fortement jusqu'à ce que l'odeur de l'acétone ait disparu.

4) Laisser refroidir ; différencier dans une solution d'alun à 0,1 pour 100, jusqu'à ce que la coupe redevienne rougeâtre (quelques secondes à quelques minutes).

5) Rincer, alcool absolu, xylol, colophane à la benzine (comme dans la méthode de *Nissl*).

Les corpuscules de Nissl apparaissent en bleu ou en violet pâle, la *substance intermédiaire* est d'un rouge brillant, l'enveloppe du noyau et la masse nucléaire sont également rouges, les nucléoles sont bleus, et les paranu-cléoles violets.

Pour le fixage, *Held* recommande l'acide picro-sulfu-rique (pendant 24 heures) ; il faut laver ensuite à l'eau ou d'abord avec de l'alcool à 20° dont on élèvera progres-sivement le titre de 10° en 10° jusqu'à l'alcool absolu. On fait ensuite agir sur les coupes plusieurs fois du xylol à l'alcool, enfin on finit par la paraffine.

On peut, à la place de l'alcool, employer aussi des

solutions d'acétone (comme aussi le xylol à l'acétone, le xylol chauffé, la paraffine au xylol, la paraffine).

LA COLORATION DES CELLULES NERVEUSES AVEC DU BLEU DE TOLUIDINE D'APRÈS VON LENHOSSÈK, HOYER

1) Fixer pendant 24 heures dans une solution concentrée de sublimé à 5 pour 100.

2) Durcir dans l'alcool progressivement plus concentré.

3) Monter soigneusement à la paraffine (en employant du chloroforme).

4) Couper (à l'épaisseur de 5 μ.), coller les coupes après traitement par l'eau distillée (Méthode de Gulland). Extraire la paraffine avec du xylol et de l'alcool iodé.

5) Colorer avec une solution aqueuse concentrée de bleu de toluidine (pendant plusieurs heures).

6) Différencier dans l'alcool à l'aniline, recolorer dans une solution alcoolique d'éosine (ou d'érythrosine).

7) Extraire rapidement l'eau avec de l'alcool absolu. agir ensuite avec le xylol et le baume de Canada au xylol.

Avec cette coloration, les *corpuscules de Nissl* se colorent d'un bleu foncé intense. La substance fondamentale, après la différenciation à l'alcool, est presque incolore; elle sera colorée à l'*éosine*.

D'après *Hoyer* et *v. Lenhossèk,* le bleu de toluidine est en quelque sorte un spécifique pour les corpuscules de *Nissl,* plus encore que la *thionine* ou le *bleu de méthylène*.

On aura surtout soin, avec cette méthode, de ne

jamais laisser sécher les coupes pendant le changement des liquides, la dessiccation amenant facilement une destruction des cellules. Il ne faudra donc pas se servir de papier buvard pendant les manœuvres de la coloration. Les belles préparations obtenues ne sont pas toutefois d'une fixité durable.

Cette méthode est employée avantageusement surtout pour l'étude des cellules *des ganglions rachidiens*, et aussi pour celle de toutes les cellules nerveuses centrales, bâties, somme toute, sur le même modèle.

M. Heidenhain a recommandé pour les cellules nerveuses (durcies préalablement au sublimé) la coloration à l'hématoxyline au fer suivie de la coloration à l'éosine.

COLORATION DES FIBRILLES
D'après Cox.

La méthode de Cox est destinée à rendre apparents les élément fibrillaires de la substance située entre les portions de Nissl.

1) Fixer pendant 2 à 3 jours dans :

	I	ou II
Solution saturée de sublimé. . . .	3o	15
Chlorure de platine à 5 p. 100.. .		15
Acide osmique à 1 p. 100.	10	10
Acide acétique glacial.	5	5

2) Monter à la paraffine.

3) Les coupes collées (de 5 μ d'épaisseur) sont mises pendant 8 heures dans une solution de tanin de 20 à 25 pour 100.

4) Laver. Colorer avec du *bleu d'indoïne* ou du *bleu de méthylène.*

a) *Coloration au bleu d'Indoïne.* — Laisser les coupes, pendant 5 à 10 minutes, dans une solution à 5 pour 100 de tartre émétique. Laver pendant 10 minutes et laisser pendant 12 à 18 heures dans le mélange suivant :

>   Solution d'alun 5 p. 100.. . . .   10 parties.
>   Bleu d'indoïne BB (Merk), 5 p. 100.   20   —

b) *Coloration au bleu de méthylène.* — Laisser pendant 5 à 10 minutes dans une solution à 2,5 pour 100 de sulfate de fer ammoniacal, laver pendant 10 minutes et laisser pendant 12 à 18 heures dans le mélange suivant :

>   Solution d'acide phénique 2 p. 100. . .   15 parties.
>   Solution alcal. de bleu de méthylène. . .   1 à 2   —

Cette dernière solution est composée de la façon suivante :

>   Bleu de méthylène. . . . . .   1 partie.
>   Carbonate de potassium.   1   —
>   Eau distillée.   100   —

Faire bouillir pendant cinq minutes. Ne préparer les mélanges colorants que peu de temps avant de s'en servir.

Une fois l'excédant d'eau enlevé avec du papier buvard, les pièces seront mises dans de l'alcool au xylol (3 : 2), dans du xylol, du baume de Canada. S'il est nécessaire de faire une décoloration, on l'obtient avec l'aniline à l'alun *d'Unna.*

MÉTHODE PERMETTANT D'OBSERVER LE PIGMENT
CONTENU DANS LES CELLULES DES GANGLIONS SPINAUX
D'APRÈS VON LENHOSSÈK

1) Faire des coupes à la paraffine.

2) Laisser séjourner durant toute la nuit les coupes collées sur la lame, dans une solution alcoolique concentrée de bleu d'aniline.

3) Laver, différencier à l'alcool absolu (par ce procédé le pigment seul fixe la couleur bleu foncé, presque noire, du bleu d'aniline).

4) Recolorer avec de l'éosine et de l'érythrosine (pour figurer la limite de la cellule).

Les cellules des ganglions spinaux de l'homme sont fortement pigmentées et elles le deviennent davantage avec l'âge. Les agents colorants basiques sont, d'après *Lenhossèk,* sans effet.

LA COLORATION DES CELLULES NERVEUSES D'APRÈS RONCORONI

1) Durcir de petites pièces d'un demi-centimètre de volume dans un mélange à parties égales de liqueur de *Müller* avec une solution à 0,8 pour 100 de chlorure de platine.

2) Renouveler le liquide au bout de 5 heures, ou d'un, deux ou trois jours,. Pendant cette opération, les pièces sont de nouveau coupées en deux et en quatre.

3) Après 5 à 6 jours, il faut replacer les pièces

pendant 1 à 2 jours dans une solution simple à 0,8 pour 100 de chlorure de platine.

4) Laver à l'eau pendant une demi-heure. Alcool. Monter à la celloïdine.

5) Colorer à l'hématoxyline à l'alun pendant 20 à 30 heures.

6) Laver pendant 24 heures et différencier d'après la méthode modifiée de *Pal*.

7) Laver. Déshydrater, xylol, baume de Canada.

Les coupes ne devront avoir que 5 à 10 μ d'épaisseur, afin que l'image, malgré la richesse des cellules nerveuses colorées *en totalité*, reste nette.

Préparation de la solution d'hématoxyline à l'alun : on ajoute à 150 grammes d'une solution d'alun saturée à chaud, refroidie ensuite et filtrée, 5 gouttes d'une solution à 1 pour 100 de carbonate de lithine et 1 gramme d'hématoxyline dissout dans 10 grammes d'alcool absolu. La solution peut servir après 20 jours.

Différencier dans une solution à 0,1 pour 100 de permanganate de potasse (à environ 30°) ; les coupes sont mises ensuite pendant 2 secondes dans une solution à parties égales de 0,2 d'acide oxalique et de potassium sulfuré, pour 100 grammes d'eau. Les coupes, enfin, seront mises pendant 10 minutes à une heure dans une solution à 1 pour 100 de carbonate de lithine.

Les prolongements protoplasmiques des cellules de Purkinje se colorent en marron (teinte café), les cellules de Purkinje elles-mêmes en bleu. Les noyaux de la névroglie et les cylindres-axe prennent une teinte d'un bleu intense.

Pour obtenir une coloration de contraste entre les cellules nerveuses et la névroglie, on peut utiliser la méthode de *Rehm*, que nous indiquons d'après *Goodall*.

MÉTHODE D'APRÈS REHM

1) Durcir dans de l'alcool à 96°, puis dans l'alcool absolu.

2) Coller sur du liège (avec ou sans montage à la celloïdine). Couper.

3) Colorer pendant une demi minute seulement dans une solution chaude à 0,1 pour 100 de bleu de méthylène.

4) Différencier dans de l'alcool à 96°. Les cellules nerveuses se dessinent déjà très nettement et sont bien colorées ; on peut s'en rendre compte déjà à ce moment sous le microscope.

5) Reporter les coupes dans une solution de :

Fuchsine. . . . 0,1
Alcool à 96°. . . 100   grammes pendant 1/4-1/2 heure.

6) Laver dans l'alcool (environ une minute) jusqu'à ce qu'il ne se dégage plus des vapeurs rouges.

7) Huile de girofles. Sécher complètement avec du papier buvard. Monter au baume.

Dans une préparation bien réussie, les cellules nerveuses sont bleues ou rouge bleu, la névroglie rouge foncé.

Les noyaux cellulaires ne se colorent pas dans les cas normaux, mais le nucléole est bleu. Dans des cas pathologiques, on voit souvent des corpuscules rouges dans les noyaux cellulaires.

Comme pour la fuchsine, la coloration avec le bleu de méthylène n'est pas durable.

Je veux signaler aussi que l'huile de girofles fait disparaître la fuchsine et que l'huile d'origan agit de même sur le bleu de méthylène. Aussi, si une coupe est trop bleue, on emploie rapidement l'huile d'origan ; si la coupe est trop rouge, on emploiera de même l'huile de girofles.

MÉTHODE D'AZOULAY

1) Durcir dans la solution de *Müller*. Monter, couper.

2) Laver, colorer sur la lame avec quelques gouttes d'une solution ammoniacale à 1/2 pour 100 de Vanadium (pendant 2 à 3 minutes).

3) Laver avec quelques gouttes d'eau distillée.

4) Laisser tomber sur les préparations pendant 2 à 3 minutes quelques gouttes d'une solution à 2 1/2 pour 100 de tanin.

5) Laver comme dans le n° 3.

Les procédés de 2 à 5 sont répétés jusqu'à ce que les cellules nerveuses et les cylindres-axe deviennent noir vert. On termine ensuite par l'alcool et le montage comme d'habitude.

MÉTHODE DE KRONTHAL

En suivant le procédé de *Kronthal*, on peut obtenir de

très bonnes préparations des cellules nerveuses sans un durcissement préalable. Un tout petit morceau de substance grise de l'écorce cérébrale ou de la moelle est dissocié sur une petite lamelle et est doucement écrasé à l'aide d'une seconde lamelle. Comme dans les procédés dont se servent les bactériologistes, les deux lamelles sont séparées l'une de l'autre ; la substance adhérente aux lamelles est colorée avec 1 à 3 gouttes d'une solution aqueuse à 0,5 pour 100 de bleu de méthylène. Au bout d'une minute, on sort la coupe de la matière colorante ; la préparation, une fois séchée, est montée au baume de Canada sur une lame.

En dehors des cellules nerveuses, les cylindres-axe et les noyaux de la névroglie sont également bien colorés.

LA COLORATION D'APRÈS ROSIN

On emploiera des mélanges différents suivant que les coupes sont faites à l'alcool ou à la celloïdine. Dans tous les cas le triple mélange de *Biondi-Ehrlich* (Fuchsine acide, orange de méthyle, vert de méthyle) est l'agent dont les deux premiers composants sont des acides, le dernier, une base ; le mélange lui-même a une réaction neutre.

Les différents éléments des tissus sélectionneront, selon les cas, un acide ou la base ; aussi voit on *Rosin* admettre qu'il existe des substances acidophiles, basophiles et même des substances neutrophiles.

Pour des coupes sans celloïdine, on emploie la solution A :

Solution A. { Triple mélange colorant. 0,4 gr. / Eau distillée. . . . . 100 — / Solut. de fuchsine acide à 5 p. 100.. . . . 7 — } Colorer pendant 5 minutes.

Pour des coupes à la celloïdine, la solution B :

Solution B. { Solution A. . . . . . 4 gr. / Solut. de fuchsine acide à 5 p. 100.. . . . 1 — } Colorer pendant 1 minute.

Pour le reste de la manipulation, on procède de la même façon :

2) Lavage rapide à l'eau distillée dans deux soucoupes (1 à 2 minutes).

3) Lavage dans une solution d'acide acétique pendant 10 secondes (1 goutte d'acide acétique glacial pour 100 grammes d'eau distillée).

4) Utilisation à nouveau de l'eau distillée pour chasser l'acide acétique (1 minute).

5) Reporter les coupes dans l'alcool absolu, tant qu'il s'en échappera de la couleur violette (2 à 3 minutes).

6) Xylol. Baume.

La rapidité du procédé n° 3 constitue peut-être un certain danger pour la réussite de bonnes préparations, car quelques secondes en plus ou en moins peuvent influencer le résultat. La méthode, néanmoins, trouve son emploi, surtout lorsqu'il s'agit d'un organe aussi compliqué que la rétine.

Les préparations se conservent pendant de longues

années. Le liquide colorant, cependant, perd son action au bout de 3 mois.

Il est bon de mettre les coupes à la celloïdine, sorties de l'alcool, pendant une à deux minutes dans l'eau avant de les colorer.

Rosin fait ressortir les avantages suivants de sa méthode :

1) Les dégénérations se montrent d'une façon nette.

2) Les épanchements sanguins sont bien représentés ; les vaisseaux de formation nouvelle se reconnaissent à la couleur pourpre de leur paroi.

3) L'augmentation de volume des noyaux apparaît nettement grâce à une coloration vert bleu.

4) La structure des cellules nerveuses et des noyaux (dans les préparations à l'alcool) est nette.

5) On peut facilement distinguer les unes des autres, les cellules nerveuses et les cellules névrogliques (les fibres cependant des deux sortes de cellules sont uniformes).

6) Les exsudats (dans le canal central) se distinguent par la coloration rouge de l'albumine.

MOYEN DE DÉCELER LA KARYOKINÈSE DANS LE SYSTÈME NERVEUX CENTRAL

D'après Weigert.

1) Durcir dans l'alcool à 96° comme dans la méthode de *Nissl*.

2) Les coupes, très fines, sont laissées pendant une demi-heure dans de la *teinture de fer de Rademacher*.

3) Laver rapidement à l'eau.

4) Colorer dans :

> Hématoxyline. . . .   1 gramme.
> Alcool abs. . . . .   10 grammes.
> Eau distillée. . . .   100   —

Pendant une demi-heure.

5) Laver. Différencier rapidement dans l'alcool chlor-hydrique :

> Acide chlorhydrique. .   1 gramme.
> Alcool à 70°. . . .   100   —

6) Laisser 10 minutes dans l'eau ; alcool, huile, baume.

MOYEN DE DÉCELER LES MITOSES DANS LE SYSTÈME NERVEUX CENTRAL DE L'EMBRYON

A) MÉTHODE D'APRÈS MERK

1) Fixer dans 12 centimètres cubes du mélange ci-contre :

> Solut. d'acide chromique (à 2 p. 100).   7.5 gr.   ) + acide osmique
> Acide acétique glacial.   1   —   ((à 1 p. 100)
> Eau..   3,5   —   )   8 grammes.

Pendant 1 à 2 jours.

Les deux liquides seront mélangés ensemble peu de temps avant de s'en servir.

2) Colorer dans une solution alcoolique à 33 pour 100 de safranine pendant 12 à 24 heures.

3) Décolorer dans de l'alcool chlorhydrique.

B) MÉTHODE D'ALTMANN

1) Fixer dans l'acide nitrique (poids spécif., 1,02) pendant 3 à 4 heures. Laisser ensuite pendant un temps plus ou moins long dans l'alcool.

2) Surcolorer dans l'hématoxyline.

3) Décolorer dans de l'alcool chlorhydrique.

La méthode d'*Altmann* peut servir même pour des pièces (par exemple embryon humain) qui n'ont pas séjourné préalablement dans l'acide nitrique (*Ziehen*).

LA MÉTHODE DE GOLGI (AU CHLORURE D'ARGENT 1873) (1)

L'importance tout à fait exceptionnelle que cette méthode a acquise dans ces derniers temps nous paraît tout à fait mériter une description particulière et cela d'autant mieux que ce procédé de « coloration », si on peut toutefois parler dans ce cas de coloration, permet d'obtenir la figuration, non seulement des éléments propres, mais encore de tous les éléments les plus variés qui entrent dans la structure du système nerveux ; on ne peut pas d'ailleurs étiqueter cette méthode curieuse qui tantôt est non élective, tantôt élective sans règles fixes.

Le procédé technique proprement dit est le suivant (2) :

Les pièces provenant d'un système nerveux central frais et autant que possible de petit volume (mesurant de 2 à 8 millimètres) sont directement mises dans la solution suivante :

Solution à 3 p. 100 de bichromate de potasse. . . . 4 parties.
Solution à 1 p. 100 d'acide osmique. . . . . 1 —

---

(1) Voir C. Weigert, Merkel-Bonnet, Ergebnisse der Anatomie und Entwickelungsgeschichte, 1896, vol. V, art. technique.

(2) On remplacera partout les aiguilles de métal par des tiges en verre ou en corne.

On laisse séjourner les pièces dans cette solution et dans l'obscurité pendant 2 à 8 jours, selon les différents éléments que l'on désire représenter.

D'après *V. Lenhossék*, les pièces doivent y séjourner :

De 2 à 3 jours, pour la névroglie,

De 3 à 5 jours, pour les cellules nerveuses,

De 5 à 7 jours, pour les fibres nerveuses.

On emploiera toujours la solution par grandes quantités (en prenant un volume 10 à 50 fois supérieur à celui des pièces) et fraîchement préparée. La solution, néanmoins, qui a déjà servi une fois peut être employée pour rincer les pièces fraîches, ou encore pour pratiquer la « méthode double ».

Les pièces sont rapidement rincées dans l'eau ou dans une solution d'argent ayant servi. C'est alors seulement qu'elles sont mises dans une solution à 0,6 pour 100 à 1 pour 100 de nitrate d'argent. (L'addition d'acide acétique est inutile.) Cette solution de nitrate d'argent peut dater de quelques semaines, à condition qu'elle ait été conservée dans un endroit obscur ; elle aussi devra être employée par grandes quantités. Il est préférable de suspendre les pièces dans le liquide par un fil attaché à un morceau de liège.

Au bout de 2 à 6 jours, ces pièces sont ou bien directement coupées, ou encore durcies pendant un quart d'heure à une demi-heure dans l'alcool (à 96° ou absolu) débarrassé de chlorures. On cherchera par des incisions si le liquide a suffisamment pénétré dans la pièce ; s'il n'en était pas ainsi, on remettrait cette dernière à nouveau dans la solution au chrome et à l'acide osmique (pendant un à trois jours) et ensuite encore dans la solution de nitrate d'argent.

On coupe alors à la main ou bien on monte rapidement pendant 5 à 3o minutes à la celloïdine. Après un court séjour dans l'alcool (à 8o°), on coupe. On met les coupes un instant dans l'alcool absolu et ensuite dans de l'huile de bergamote ; enfin on les sèche sur la lame avec du papier buvard et on les monte avec de la résine de dammare au xylol, en laissant sécher cette dernière à l'étuve à une température de 4o°. On n'emploiera pas de lamelle. Dans le cas où la préparation est montée sur une lamelle, on fixera cette dernière à l'aide de deux bandes de verre disposées sur la lame ; il doit toujours rester entre la lamelle et la résine ou la préparation une certaine quantité d'air libre.

Cette méthode dite « méthode rapide de Golgi » a été attribuée à *Ramón y Cajal,* mais on la trouve dans le travail même de *Golgi* paru en 1885. « Sulla fina anatomia degli organi del sistema nervoso centrale. »

Cette méthode, aujourd'hui communément employée, est la troisième qu'ait inaugurée *Golgi* ; nous croyons devoir signaler ce fait curieux que les deux auteurs des deux méthodes colorantes les plus importantes de la technique histologique de tout le système nerveux, *Weigert* et *Golgi,* n'ont atteint leur but qu'après avoir trois fois perfectionné la méthode qui a permis d'obtenir, d'une part, la coloration des gaines myéliniques et, d'autre part, la figuration des cellules nerveuses.

Voici, en résumé, la technique des deux premières méthodes de *Golgi* :

1) La méthode « lente » (1873).

Des pièces, autant que possible de petit volume, étaient durcies dans une solution de bichromate de potasse à 2 pour 100 d'abord, puis concentrée progressivement jusqu'à 5 pour 100 ; on les y laissait pendant 15 à 45 jours, selon le degré de la température. D'après les recommandations de *Weigert,* 8 à 10 jours suffisaient lorsqu'on les plaçait dans l'étuve. Les pièces étaient mises ensuite pendant quelques jours dans une solution de nitrate d'argent à 0,75 pour 100 ou encore dans une solution de sublimé de 0,25 pour 100 à 0,5 pour 100 pendant 2 à 3 semaines. Cette dernière devait être renouvelée tous les jours ; en agissant, elle décolorait extérieurement les pièces primitivement brun rouge.

2) La méthode « plus rapide » diffère de celle employée aujourd'hui par ce fait que le durcissement dans l'acide chromique et osmique s'obtient en deux temps ; les pièces séjournent d'abord pendant 4 à 5 jours seulement dans une solution à 2 pour 100 de bichromate de potasse ; elles sont ensuite transférées dans un mélange composé de 8 parties d'une solution à 2 pour 100 de bichromate de potasse et d'une solution d'acide osmique à 1 pour 100. Les pièces restent dans ce mélange de 24 à 30 heures. Elles sont ensuite traitées comme il a été indiqué plus haut, par le nitrate d'argent.

Selon qu'on emploie le nitrate d'argent ou le bichlorure de mercure, on donne aux méthodes le nom de méthode à l'argent et méthode au sublimé. Quant au procédé technique, il est sensiblement le même dans les deux cas, d'après ce qui précède.

Mentionnons enfin encore une modification introduite tout récemment par Golgi lui-même dans la méthode au sublimé.

MODIFICATION DE GOLGI APPORTÉE A SA PROPRE MÉTHODE AU SUBLIMÉ

1) Durcir et fixer comme d'habitude (Müller, sublimé).

2) Couper, laver dans l'eau distillée.

3) Laisser les coupes pendant 2 minutes ou un plus long temps dans un *bain de fixage à l'or* ; elles y deviennent noires.

4) Laver pendant très longtemps dans de l'eau distillée, se servir ensuite d'alcool, d'huile de girofles, de baume.

Le *bain de fixage à l'or* est le même que celui qui sert aux photographes pour fixer les épreuves positives.

L'image, ainsi obtenue, se présente à l'œil de l'observateur de telle façon que les cellules nerveuses, avec leurs prolongements, aussi bien que les cellules de la névroglie, apparaissent colorées en noir ou en brun noir, et cela avec une netteté et un ensemble homogènes, qu'on n'obtient dans aucune autre méthode.

V. *Lenhossèk* dit que sur des préparations bien réussies, « les fibres et les cellules se présentent à la vue dans leur intégrité, les premières jusqu'aux fibrilles terminales, les dernières avec tout leur développement protoplasmique, leur prolongement nerveux, on distingue tous leurs caractères aussi nettement que pourrait le faire une préparation où l'isolement serait parfait. » On comprend très bien qu'une méthode, comme celle de Golgi, qui a détrôné tous les procédés et qui, en quelques années seulement, a donné des résultats prodigieux, ait subi un nombre considérable de modifications. On le comprendra encore mieux, bien que dans le cas particulier « nécessité deviendra sagesse », si on réfléchit à toutes les imperfections auxquelles les efforts constants des expérimentateurs cherchent à remédier.

Parmi les nombreuses modifications apportées à la méthode, nous signalerons seulement les suivantes :

MODIFICATIONS APPORTÉES PAR OBRÉGIA

1) Préparer les pièces comme pour la méthode de *Golgi* (méthode à l'argent ou au sublimé).

2) Les pièces sont mises d'abord dans de l'alcool absolu (ou à 96°) et ensuite pendant une demi-heure dans la solution suivante, fraîchement préparée :

Solution à 1 p. 100 de chlorure d'or. . . . VIII à X gouttes.
Alcool absolu. . . . . 10 cent. cubes.

On expose d'abord la solution à la lumière diffuse, on la

tient ensuite dans un endroit obscur dès que les pièces y seront mises.

3) Laver rapidement dans un alcool à 50° et dans de l'eau.

4) Reporter les coupes pendant 5 à 10 minutes dans une solution à 10 pour 100 de sulfite de sodium.

5) Laver à fond à l'eau.

6) On peut encore, à ce moment, obtenir une contre-coloration avec de l'hématoxyline au carmin ou recourir même à la méthode de *Weigert*.

7) Alcool, créosote ou xylol, baume; lamelle.

L'avantage, dans ce cas, en dehors de la possibilité d'obtenir une double coloration, consiste dans l'emploi d'une lamelle.

MODIFICATION APPORTÉE PAR FLECHSIG

1) Durcir dans une solution à 2 pour 100 de bichromate de potasse.

2) Imprégner au sublimé.

3) Mettre les coupes dans un alcool à 96°.

4) Colorer les coupes pendant 3 à 8 jours (à une température de 35°), dans la solution suivante:

Extrait pur de bois rouge japonais.. .	1	gramme.
Alcool absolu..	10	grammes.
Eau distillée.	100	—
Solution saturée de sel de Glauber. .	5	—
Solution saturée d'acide tartrique. .	5	—

5) Chaque coupe isolée est laissée dans une solution

à 0,25 pour 100 de permanganate de potasse, jusqu'à ce que cette solution ait perdu son ton bleu.

6) Décolorer dans la solution suivante :

Acide oxalique. .   .   .   1 gramme.
Sulfure de potassium. .   1   —
Eau distillée.   .   .   .   200 grammes.

Répéter les deux dernières manœuvres jusqu'à ce que les coupes ne soient plus jaunes.

7) Reporter les coupes dans le mélange suivant :

Solution de potasse et de chlorure d'or à 1 p. 100. .   V gouttes.
Alcool absolu. .   .   .   .   20 grammes.

Jusqu'à ce que les précipités de sublimé, blancs à la lumière, deviennent d'un noir intense, et que les faisceaux de fibres nerveuses, colorés en rouge, aient pris une teinte bleuâtre.

8) Laver rapidement dans une solution de :

Solution de cyanure de potassium à 5 pour 100.. .   I goutte.
Eau distillée. .   .   .   .   20 grammes.

La coupe doit flotter à la surface.

9) Alcool absolu, huile de lavande, baume.

Toutes les fibres nerveuses sont rouge carmin, les cellules nerveuses avec les prolongements sont d'un noir intense.

MODIFICATION APPORTÉE PAR ZIEHEN

1) Durcir les pièces fraîches (sans employer du chrome) dans une solution de :

Solution à 10 p. 100 de chlorure d'or. .   .   ⎫
Solution à 1 p. 100 de sublimé. .   .   .   .   ⎬ à parties égales.
                                                  ⎭

(3 semaines à 5 mois). Renouveler la solution plusieurs fois. Les pièces deviennent ici brun rougeâtre.

2) Coller sur liège (sans monter), couper en employant de l'alcool.

3) Mettre les coupes pendant un temps variable, suivant l'épaisseur, dans la solution de *Lugol* affaiblie quatre fois (ou dans la teinture d'iode étendue quatre fois de son volume d'alcool) ; le corps cellulaire sera transparent et d'une teinte noire bleu.

4) Alcool absolu, huile de girofles, baume.

Les cellules avec leurs prolongements, les fibres apparaissent teintées en gris bleu. Un plus grand nombre d'éléments se trouve coloré que dans la méthode pure de Golgi.

Ce procédé de *Ziehen* a encore d'autres avantages : la fixité des préparations est plus grande ; les fibres myéliniques sont colorées.

MODIFICATION DUE A COX

On peut, d'après *Cox*, combiner le durcissement et la coloration au sublimé des cellules, en laissant de 2 à 5 mois des petits fragments de l'écorce cérébrale dans le liquide suivant :

Solution de bichromate de potasse à 5 p. 100. . . .	20	grammes.
Solution de sublimé à 5 p. 100..	20	—
Solution de chromate de potasse à 5 p. 100. . . .	16	—
Eau distillée.	40	—

On n'ajoutera la solution de bichromate de potasse que

lorsque le liquide aura été étendu d'eau, d'après la formule. Traiter après avec de l'ammoniaque ou d'autres alcalis. L'imprégnation n'est obtenue que lorsque la réaction du liquide durcissant est très peu acide. Il se compose d'une combinaison de protoxyde de mercure, qui se transforme par l'ammoniaque en amide noir de mercure.

Il faut couper avec le microtome à congélation, l'alcool est trop désavantageux.

On met les coupes pendant 1 à 2 heures dans une solution à 5 pour 100 de carbonate de soude ou dans une solution ammoniacale ; on les lave ensuite et on les déshydrate rapidement. On les éclaircit avec de l'huile (qu'on enlève avec du papier buvard), puis on les recouvre avec une couche mince d'une résine séchant rapidement, par exemple :

Sandaraque.	75	parties.
Camphre.	15	—
Térébenthine.	30	—
Huile de lavande.	25,5	—
Alcool absolu.	75	—
Huile de ricin.	V à X	gouttes.

Le grand nombre de modifications qu'a subies jusqu'alors cette méthode de *Golgi* démontre d'un côté sa grande importance, et d'un autre côté aussi la possibilité de nombreux perfectionnements destinés à remédier à ses défauts. Le principal est l'impossibilité d'observer les fins détails de structure à cause de la coloration noire intense que présentent les cellules nerveuses et leurs ramifications. Les autres sont inhérents à l' « action capricieuse » de la méthode, à la formation du précipité, au peu de durabilité des préparations et enfin à l'impossibilité qu'il y a à se servir de lamelles pour le montage.

Pour ce qui concerne les fins détails de structure, nous avons montré qu'on pouvait les observer en recourant à une des nombreuses méthodes de coloration utilisées aujourd'hui. L'action capricieuse de la méthode de *Golgi* l'est beaucoup moins pour l'imprégnation des cerveaux d'animaux jeunes ou d'embryons, ainsi que l'a montré *Ramón y Cajal* ; la coloration réussit en effet mieux chez les embryons que chez les adultes. L'addition d'acide for mique à la solution de nitrate d'argent paraît inutile. Au contraire, l'emploi de la méthode double et même de la méthode triple, introduite par Cajal, donne des résultats encore supérieurs.

Il est encore actuellement aussi difficile d'empêcher la formation de précipités que de donner aux préparations. le plus souvent temporaires, une fixité stable.

Pour y arriver, *Tal* employa le sulfite de soude. *Greppin* laissa les coupes pendant 30 à 40 secondes dans une solution à 10 pour 100 d'acide bromhydrique, jusqu'à ce qu'elles deviennent blanches. les lava ensuite et les monta à la lumière solaire. les résultats furent meilleurs.

Greppin combina aussi la coloration des gaines myé liniques avec la méthode de *Golgi* en mettant les coupes (avant ou après l'emploi de l'acide bromhydrique) dans une solution à 1/2 pour 100 d'acide chromique pendant 24 heures ; pour le reste, il termine d'après le procédé ordinaire.

Held, et plus tard *Obregia,* employèrent comme les

photographes une solution à 1 pour 100 de potasse et de chlorure d'or (5 gouttes) dans 20 grammes d'alcool absolu.

On sait que l'emploi de l'acide osmique est coûteux, mais son importance comme réactif a été exagérée; *Weigert* a, depuis longtemps, montré que cet acide n'est pas indispensable pour obtenir l'imprégnation et qu'elle est possible en employant simplement le formol et les sels de chrome; *Held* a même obtenu avec ces derniers (sans addition de formol) de bons résultats. Le succès de la coloration paraît dépendre ici de la fraîcheur des pièces, bien que par-ci, par-là on ait signalé de bons résultats avec des pièces qui n'étaient pas bien fraîches. *Golgi* en aurait même obtenu après deux jours et surtout par un temps froid.

Les considérations suivantes prouvent combien nous connaissons peu les secrets de la méthode au chrome et à l'argent; la première c'est la possibilité d'obtenir d'excellentes préparations sans l'utilisation de l'acide osmique, la seconde, ce sont les résultats obtenus même avec des pièces qui ne sont plus fraîches. Je n'en veux prendre pour preuves, parce qu'elles me paraissent tout à fait démonstratives, que les expériences de *Flatau* et de *Kopsch*. *Kopsch* eut recours au formol « pour l'imprégnation rapide » de pièces datant déjà de 24 à 48 heures. Voici le procédé :

1) Durcir dans une solution de bichromate de potasse au formol (24 heures) (10 grammes de formol + 40 grammes de bichromate de potasse en solution à 3,5 pour 100 à mélanger au moment de s'en servir).

2) Mettre les pièces dans une solution à 3,5 pour 100

de bichromate de potasse pendant 3 à 6 jours, puis dans la solution d'argent.

La consistance à la coupe est très bonne, les précipités ne sont pas très nombreux.

Parmi les méthodes les plus employées aujourd'hui, nous signalerons celle au sublimé avec les modifications que lui a fait subir *Cox*, et que recommande *W. Krause* et la méthode rapide de *Golgi* (*Golgi-Cajal*). Cette dernière permet l'imprégnation d'une plus grande étendue de tissu et la recoloration des coupes par un réactif colorant (*Lenhossèk*), le carmin à l'alun par exemple.

Nous avons déjà énuméré plus haut tous les avantages de la méthode de *Golgi*; si nous avions un souhait à formuler, ce serait de la voir appliquer avec tous les avantages qu'elle possède aux besoins de l'anatomie pathologique. *Flatau*, bien qu'ayant obtenu de belles préparations, ne nous paraît pas avoir obtenu des résultats suffisants. Le plus grand reproche qu'on puisse faire à son procédé est la longue durée qu'il exige, durée qui atteint un an.

Un grand nombre d'hypothèses ont été émises pour expliquer le processus intime de la coloration et pour comprendre pourquoi les éléments se laissent imprégner tantôt d'une façon capricieuse sans aucune règle, tantôt au contraire d'une façon complète.

Il faudra se contenter de supposer avec *Weigert* que la grande irrégularité observée dans l'imprégnation des éléments du système nerveux central est en rapport avec l'irrégularité de la pénétration des solutions utilisées et que, comme le bichromate de potasse a une action régulière, seuls l'argent ou le mercure doivent être incriminés. Quoi qu'il en soit, on pourra admettre avec le même auteur que « les éléments rendus apparents par l'une des méthodes de Golgi ont la propriété de faciliter la formation d'un dépôt tout à fait fin et tout à fait spécial de chromate d'argent ».

La méthode au bleu de méthylène d'Ehrlich applicable aux tissus vivants

Un progrès immense dont nous ne pouvons pas encore aujourd'hui préciser l'importance a été réalisé par la méthode imaginée en 1886 par *Ehrlich*, méthode permettant, à l'aide d'injections sous-cutanées de bleu de méthylène, de colorer la substance nerveuse chez l'animal vivant.

Comme il arrive le plus souvent pour les grandes découvertes, la technique, au début, n'était et ne pouvait être qu'insuffisante ; plusieurs années s'écoulèrent même, sans qu'on l'utilisât ; il en fut de même, on le sait, de l'importante découverte de *Golgi*.

Depuis l'époque de sa divulgation, depuis les premiers travaux de *Hans Aronsohn* jusqu'à nos jours, elle a toujours grandement intéressé les chercheurs ; il ne pouvait en être autrement et nous avons la conviction de plus en plus grande que les résultats qu'elle a permis jusqu'alors d'obtenir ne le cèdent en rien à son originalité ; elle complète en effet d'une façon remarquable les beaux succès qu'a donnés la méthode de *Golgi*.

Nombreux sont déjà les histologistes qui ont mis à

profit cette nouvelle méthode de coloration des tissus vivants ; nombreux aussi sont les perfectionnements qu'ils ont apportés à la technique primitive. Il fallait en effet vaincre deux difficultés principales et qui, au premier abord, paraissaient insurmontables : la *fixation des tissus* et la *confection des coupes.*

Les perfectionnements obtenus grâce aux constants efforts d'observateurs comme *Dogiel* et *Bethe* ont rendu ces deux choses relativement faciles aujourd'hui.

Bien que les modifications qu'a subies cette méthode soient des plus diverses, il est aussi peu avantageux ici que dans la méthode de Golgi, d'énumérer toutes les variations ou même quelques-unes d'entre elles ; l'idée que nous aurions du procédé n'en serait pas plus claire ; nous croyons donc qu'il y a avantage à en parler trop peu que trop et à exposer simplement la technique que *Bethe* a utilisée dans ses travaux récents. Le grand mérite de cet auteur est d'avoir découvert que le *bleu de méthylène avec l'acide molybdique forme une combinaison insoluble dans l'alcool* et d'avoir réalisé le difficile problème de la confection des préparations. C'est, d'autre part, à *Dogiel* que nous sommes redevables du procédé de la fixation à l'aide du *picrate d'ammonium.*

TECHNIQUE DE LA COLORATION DES TISSUS VIVANTS A L'AIDE DU BLEU DE MÉTHYLÈNE

D'après BETHE.

1) Injection sous-cutanée d'une solution de bleu de

méthylène (saturée à 37°) ; faire une injection de 2 centimètres cubes tous les quarts d'heure ou toutes les demi-heures : 3 à 6 injections suffisent.

2) Fixer préalablement les pièces, de petit volume autant que possible, dans une solution aqueuse concentrée de picrate d'ammonium jusqu'à production d'une coloration violette (10 à 15 minutes).

3) Sans laver, fixer d'une façon complète dans une des solutions indiquées plus loin de molybdate d'ammonium ou de phospho-molybdate de sodium (de 1 à 12 heures).

4) Laver dans l'eau, déshydrater dans de l'alcool, xylol, baume au xylol ou montage à la paraffine.

5) Éventuellement colorer une seconde fois avec : carmin à l'alun, cochenille à l'alun ou avec des couleurs neutres d'aniline.

Tels sont les points essentiels de la méthode.

Pour la fixation (n° 3), *Bethe* recommande une des solutions suivantes ou d'autres analogues.

I. Molybdate d'ammonium. . . .	1	gramme.
Eau distillée.	20	grammes.
Acide chlorhydrique offic. . .	1	goutte.
II. Molybdate d'ammonium. . . .	1	gramme.
Eau distillée.	10	grammes.
Solution à 2 p. 100 d'acide chromique..	10	—
Acide chlorhydrique.	1	goutte.
III. Molybdate d'ammonium. . . .	1	gramme.
Eau distillée.	10	grammes.
Acide osmique à 1/2 p. 100.. .	10	—
Acide chlorhydrique.	1	goutte.

IV. Phospho-molybdate de sodium. .   1 gramme.
    Eau distillée. . . . . . .   20 grammes.
    Acide chlorhydrique. . . . .   1 goutte.

V. Phospho-molybdate de sodium. .   1 gramme.
    Eau distillée. . . . . . .   10 —
    Acide chromique à 2 p. 100. .   10 —
    Acide chlorhydrique. . . . .   1 goutte.

VI. Phospho-molybdate de sodium. .   1 gramme.
    Eau distillée. . . . . . .   10 grammes.
    Acide osmique à 1/2 p. 100. .   10 —
    Acide chlorhydrique. . . . .   1 goutte.

En recourant à ces procédés de fixation, le but que poursuivait *Bethe* était de supprimer la congélation jusqu'alors considérée comme indispensable, et d'obtenir des résultats certains, même dans les cas difficiles.

On ne tarda pas à s'apercevoir qu'il était avantageux et urgent d'utiliser une combinaison d'abord plus soluble de bleu de méthylène capable de se transformer en une combinaison plus difficilement soluble. On eut alors recours au picrate d'ammonium qui, avec le bleu de méthylène, donne un corps presque insoluble dans l'eau mais très soluble dans l'alcool. Cette combinaison, traitée par le molybdate d'ammonium, même sans le secours de la chaleur, se transforme en un sel d'une solubilité moins grande. (La transformation s'effectue plus vite avec une solution de molybdate d'ammonium très acide.) Ces données s'appliquent également à la transformation du bleu méthylopicrique en sel phospho-molybdique.

D'une façon générale *Bethe* préfère les trois premières formules, les trois dernières donnent des colorations un peu moins stables dans l'alcool. Les formules III et VI ne conviennent qu'aux coupes et aux fines préparations d'ensemble : la fixation est alors très complète. La durée de la fixation secondaire dépend du volume de la pièce. D'une façon générale, un quart d'heure à une heure sont suffisants. Pour les formules III et VI il est avantageux de fixer pendant 4 à 12 heures pour obtenir ensuite un bon brunissement avec l'acide osmique.

Le molybdate d'ammonium et le phospho-molybdate de sodium seront dissous par la chaleur dans l'eau jusqu'à ce qu'il ne persiste plus aucun trouble. L'addition d'acide chlorhydrique à la première solution détermine des nuages blancs d'acide molybdique libre qui se dissolvent, quand on remue, sous forme de sels acides. En ajoutant de l'acide chlorhydrique à la solution de phospho mo lybdate de soude, il se produit une teinte jaune par la formation d'acide phospho-molybdique libre ; cette teinte disparaît quand on remue ; il se forme également des sels acides.

Cette méthode d'injection des tissus vivants donne de très bons résultats chez l'animal adulte : contrairement à ce qui se produit dans la méthode de *Golgi,* la névroglie reste incolore, seul, le tissu nerveux est coloré. Le succès de la coloration dépend de la quantité de substance colo rante employée ou bien du temps pendant lequel l'animal reste encore en vie. On recommande pour cette raison de prendre des solutions autant que possible fortes (5 à 6 pour 100) (*Semi-Meyer*).

Pour obtenir la figuration des ramifications collatérales.

Ramón y Cajal a un peu modifié la coloration au bleu de méthylène de *Ehrlich-Dogiel* ; il a pu, de la sorte, confirmer les observations faites avec le méthode de *Golgi*.

1) Des pièces de très petit volume (cerveau frais de lapin, par exemple), sont badigeonnées directement à l'aide d'un pinceau avec une solution saturée de bleu de méthylène (*R. Grübler*) ou encore saupoudrées simplement avec de la poudre de bleu de méthylène. Au bout de trois quarts d'heure, ces pièces sont lavées rapidement dans une solution faible d'acide chlorhydrique.

2) Fixer dans :

Molybdate d'ammoniaque. . . .	10 grammes.
Eau distillée	100 —
Acide chlorhydrique.	X gouttes (2 à 3 heures).

3) Enlever dans l'eau l'excès du molybdate d'ammoniaque et durcir pendant 3 à 4 heures dans :

Formol.	40 grammes.
Eau distillée.	60 —
Solution à 1 p. 100 de chlorure	
de platine.	5 —

4) Laver rapidement pour extraire le formol, laisser quelques minutes dans une solution à 1/3 pour 100 de chlorure de platine, monter à la paraffine.

5) Les coupes un peu épaisses seront déshydratées dans l'alcool absolu additionné de chlorure de platine à 1,3 pour 100 ; xylol, baume.

Le chlorure de platine aurait la double propriété de fixer et d'augmenter l'insolubilité de la combinaison du molybdate d'ammoniaque avec le bleu de méthylène de façon que ce dernier ne soit plus attaqué par l'eau, le formol, l'alcool, etc.

Ehrlich, par ses recherches, a démontré comment les nerfs se colorent par le bleu de méthylène et montré que cette coloration est due à la composition chimique toute spéciale de ce sel qui contient des sulfures.

De même que dans la réaction de *Golgi*, dans la méthode d'*Ehrlich*, même dans les préparations les mieux réussies, une partie seulement des fibres nerveuses est différenciée et colorée apparemment d'une façon non élective. Dès sa première publication déjà, *Ehrlich* s'était efforcé de trouver une explication de ce fait : il arriva plus tard à admettre que la *saturation d'oxygène* et la *réaction alcaline* étaient les deux conditions d'où dépendait la réaction du tissu nerveux en présence du bleu de méthylène. Nous ferons remarquer que l'écorce du cerveau doit en effet contenir des corps d'une réaction alcaline car *Liebreich* et *Langgendorf* ont pu bleuir le papier de tournesol en l'appliquant sur l'écorce fraîche. D'un autre côté, *Lieberkühn* et *Edinger* ayant obtenu, avec une infusion d'*alizarine* après introduction préalable d'une combinaison violette de soude, une coloration jaune du cerveau qui serait due, d'après eux, à une réaction acide de ce dernier, on doit admettre l'existence d'un corps à réaction acide et alcaline. Si d'un autre côté nous admettons la présence de corps à réaction neutre, nous serons amenés à supposer.

avec *Ehrlich*, qu'il y a dans le système nerveux, selon la fonction et son perfectionnement, une gradation variable du degré d'alcalescence, qui, selon le degré de saturation par l'oxygène décidera si telle substance p. ex. pourra être absorbée par des territoires déterminés du système nerveux.

ANNEXE

PRÉPARATION DE LA RÉTINE

Nous avons cru qu'il y aurait grand intérêt à intercaler ici un chapitre spécialement consacré à la description des procédés de coloration de la rétine, cette membrane qui. à certains points de vue, est la plus merveilleuse qu'on puisse rencontrer chez les animaux.

De toutes les recherches entreprises dans ces derniers temps, aucune n'a donné d'aussi importants résultats que celles qui ont eu pour objet la structure de la rétine ; elles ont même été l'origine de véritables découvertes capitales pour l'anatomie et la physiologie générales. Elles ont permis aussi de bien juger toute la valeur des deux grandes méthodes d'*Ehrlich* et de *Golgi*. Aucune portion du système nerveux ne peut d'ailleurs être étudiée avec plus de facilité et dans un état de fraîcheur plus grand.

Je n'ai pas l'intention (il n'y aurait d'ailleurs aucune utilité à le faire) de donner une description même succincte des différentes méthodes employées en pareil cas ; la chose ne serait possible qu'en faisant une incursion minutieuse dans l'anatomie fine et si compliquée de cette membrane. Chaque jour de nouvelles recherches nous permettent d'arriver à de nouvelles conceptions et il est peu de questions où « la manière de voir » soit actuellement aussi différente.

Pour avoir tout d'abord une vue d'ensemble sur la structure de la rétine, *Ranvier* conseille de pratiquer les premières recherches sur le « triton cristatus » où la disposition de la couche des cellules visuelles et quelques autres détails apparaissent avec la plus grande clarté. On extirpe les deux yeux de l'animal après avoir versé dans un petit flacon 1 centimètre cube environ d'une solution à 1 pour 100 d'*acide osmique*, — le flacon est ensuite bouché, — on met l'un des yeux dans cette solution où il reste pendant 24 heures ; on le divise en deux en faisant passer la coupe par son équateur, on le laisse macérer dans l'eau pendant 2 à 3 jours, on coupe ensuite un petit morceau de rétine qu'on dissocie sur une lamelle dans une goutte d'eau ; on colore avec du *picro-carmin* les éléments ainsi isolés et on peut les conserver éventuellement dans de la glycérine.

A l'aide de cette méthode *d'isolement* on arrive à reconnaître facilement la structure des bâtonnets et des cônes qui, presque toujours séparés des cellules, flottent librement dans la préparation.

L'autre œil est exposé *aux vapeurs d'acide osmique* ; il a été préalablement fixé avec une épingle sur la face inférieure du bouchon du flacon. Les vapeurs d'acide osmique traversent facilement la sclérotique qui est très mince, arrivent rapidement sur la rétine et la fixent le plus souvent dans un espace de dix minutes ; l'œil est placé ensuite dans de l'alcool au tiers après avoir été coupé en deux sur la ligne équatoriale avec des ciseaux fins. Quant à l'autre portion qui correspond au pôle postérieur on la laisse séjourner pendant plusieurs heures dans une solution à 1 pour 100 de *picro-carmin* ; il est mis ensuite pour la fixation définitive de ses éléments *directement* dans l'acide osmique, puis lavé, et durci encore dans l'alcool. Enfin, la pièce est montée et coupée en suivant une direction perpendiculaire à celle du nerf optique. Ces coupes reçues dans de l'alcool repassent dans de l'eau ; elles peuvent être éventuellement conservées dans la glycérine.

Les plus remarquables résultats sont la conséquence des recherches de *Ramón y Cajal* et de *Dogiel*. Le premier eut recours à la méthode au *chromate d'argent de Golgi,* méthode qu'il utilise chaque jour avec tant de succès, le second à la méthode au *bleu de méthylène d'Ehrlich* qu'il a modifiée d'une façon particulière.

Ces deux méthodes (méthode *au chromate d'argent* et méthode au *bleu de méthylène*) conviennent d'une façon vraiment exceptionnelle pour la préparation de la rétine, car toutes les deux permettent d'obtenir des coupes transversales et longitudinales. *Von Lenhossèk* (1) conseille de choisir pour cette étude, parmi les mammifères, le lapin albinos. Les *cellules de soutien de Müller* sont celles qui s'imprègnent le plus facilement ; on les retrouve presque

---

(1) V. Lenhossèk. Der feinere Bau des Nervensystems im Lichte neuester Forschungen. Berlin, 1895.

dans chaque préparation sous forme de bandelettes parallèles traversant la rétine ; ultérieurement, on voit se dessiner nettement les *cellules dites bipolaires* et les « *spongioblastes* » *de H. Müller.*

Ramón y Cajal (1), auteur d'un ouvrage très important sur la structure de la rétine des vertébrés, donne les indications techniques suivantes d'après *V. Lenhossèk.*

Plus une rétine est délicate, moins elle est avantageuse pour l'application de la méthode de *Golgi* ; il est préférable de choisir la rétine de gros animaux. L'œil est coupé par moitié suivant une ligne frontale, le corps vitré est enlevé ; la rétine est ensuite séparée avec précaution à l'aide de ciseaux et d'une pince, de la choroïde et du nerf optique. *Cajal,* pour éviter la formation d'un dépôt sur la rétine, l'enroule sous forme de cylindre ou de sphère (procédé d'enroulement) et la plonge ainsi enroulée dans une solution faible de celloïdine pendant une seconde ; il la laisse sécher à l'air pendant quelques secondes pour permettre à la couche de celloïdine de se solidifier un peu ; c'est alors seulement qu'il plonge la pièce dans le *liquide de Golgi.* Quand il s'agit d'yeux de grands animaux, une portion seulement de la rétine est ainsi enroulée. *Kallius* n'est pas, pour sa part, très partisan de ce procédé d'enroulement. *Lenhossèk,* partisan de la double méthode, indique le procédé suivant :

1° Laisser la rétine pendant 24 à 48 heures dans le mélange de *Golgi* ;

---

(1) R. Y. Cajal. La rétine des vertébrés. La cellule T. IX, 1893.

2° Laisser imprégner pendant 24 heures dans une solution à 1 pour 100 de nitrate d'argent ;

3° Plonger la pièce à nouveau pendant une durée variant de 24 à 36 heures dans une solution plus faible de bichromate et d'acide osmique (acide osmique à 1 pour 100, 1 gramme ou $2^{gr},5$; bichromate de potassium, 10 grammes) ;

4° Traiter une deuxième fois pendant 24 heures avec une solution d'argent.

On peut être amené à répéter ces manœuvres une seconde fois (ce qui constitue une triple méthode) et à en retirer de grands avantages.

Pour assurer le succès de l'imprégnation, *Kallius* (1), se basant sur ses recherches, considère qu'il est très important de régler la durée du séjour de la pièce dans le mélange de *Golgi-Cajal*.

Pour lui, selon la durée du séjour qui variera de 12 à 72 heures, on obtiendra l'imprégnation seulement de tel ou tel élément. Ainsi, par exemple, au bout de 12 heures, seuls les bâtonnets et les cônes et quelques cellules bipolaires prennent la couleur. 12 heures après se colorent d'autres cellules bipolaires et les éléments appelés « spongioblastes » ; puis c'est le tour des cellules ganglionnaires optiques, et plus tard encore des fibres nerveuses ; une fois que les éléments ganglionnaires ne se colorent plus bien, l'imprégnation se fait dans les cellules de soutènement.

---

(1) KALLIUS. Untersuchungen über die Netzhaut der Säugethiere. Merkel-Bonnet, III. 1894.

Kallius, contrairement à *Van Gehuchten*, considère comme superflu un séjour de plus de 24 heures dans la solution de nitrate d'argent ; par contre, dans plusieurs cas, il lui paraît avantageux de remplacer le bichromate de potasse par le bichromate de sodium ou d'ammonium.

Avant de mettre la rétine dans la solution de nitrate d'argent, *Kallius* enduit la surface qui correspond au corps vitré d'une mince couche de gélatine pour éviter les dépôts de bichromate d'argent.

Le procédé d'enroulement de *Cajal* est rejeté par Kallius car, d'après lui, le lissage et l'examen minutieux de la surface de la rétine deviennent ultérieurement impossibles.

Souvent la rétine est un peu recourbée ou enroulée ; pour pouvoir faire malgré cela de bonnes coupes transversales ou parallèles, on monte rapidement la rétine entre deux blocs de celloïdine dont on rend les deux surfaces de section adhérentes en les plongeant dans de l'éther, de l'alcool ou du collodion. Kallius réduit ensuite les coupes d'après le procédé de l'*hydroquinone* qu'il a imaginé et les monte dans du baume.

Le procédé de *Kallius* repose sur une réduction de l'argent ; il emploie le développateur à l'hydroquinone que les photographes désignent sous le nom de « quintuple ».

<pre>
Hydroquinone. . . .   5 grammes.
Sulfite de soude. . .   40   —
Carbonate de potasse .   7,5   —
Eau distillée. . . .   250   —
</pre>

On prend 20 grammes de ce mélange pour 230 grammes

d'eau distillée. Avant de l'employer on ajoute à une petite quantité du mélange le tiers ou la moitié du volume d'alcool absolu pour éviter la diffusion dans l'épaisseur de la coupe imprégnée d'alcool. Après quelques minutes on met les coupes ayant une teinte gris noire dans de l'alcool à 70°, puis pendant 5 minutes dans une solution aqueuse d'hyposulfite de soude (10 pour 50 grammes). Cette dernière a la propriété de dissoudre tout le chromate d'argent, mais non l'argent métallique réduit. Enfin les coupes sont lavées pendant 24 heures et, si on le désire, colorées une deuxième fois.

Kopsch (1) recommande de conserver plusieurs petits fragments de rétine dans un verre et d'en prélever un ou deux tous les jours, qui sont déposés dans la solution d'argent. On peut ainsi au deuxième jour obtenir la coloration isolée des bâtonnets et des cônes, puis celle des fibres de Müller. Les cellules bipolaires et les spongioblastes apparaissent après un séjour de 3 à 6 jours dans la solution de bichromate de potasse.

Pour la coloration *spéciale des cellules nerveuses*, on a recours à la méthode au bleu de méthylène de *Nissl*, à la coloration à la *thionine* et aussi surtout à la méthode de *Ehrlich-Dogiel*. *Dogiel* (2), lui même, attache une grande importance à ce que cette dernière méthode remplace complètement celle de *Nissl* pour l'étude de la rétine.

---

(1) Voyez Kopsch's. Modification der Golgischen Methode.

(2) Dogiel. Die Structur der Nervenzellen der Retina. *Arch. f. microsc. Anat.*, 1895.

La rétine devra être disposée par rapport à l'observateur de telle façon que la couche des fibres nerveuses soit en rapport avec la lame, afin qu'elle garde toujours un contact plus ou moins parfait avec le verre et que la solution colorante ne vienne pas agir directement sur elle. Le plus souvent, d'après *Dogiel,* l'action d'une solution à 1/10-1,16 pour 100 pendant 20 à 40 minutes est suffisante. Pour apprécier le moment où la préparation devra être fixée, il faudra, sans la recouvrir avec une lamelle, l'observer de temps en temps avec un faible grossissement ; on évitera avec soin, pendant ces manœuvres, de modifier les rapports du fragment de rétine et de la lame sur laquelle il adhère. La fixation à l'aide de 5 ou 6 gouttes de picrate d'ammoniaque qu'on versera sur la lame pourra être obtenue au bout de 3 ou 4 heures, puis on ajoute au picrate d'ammoniaque quelques gouttes d'un mélange de cette solution avec de la glycérine ; on laisse ainsi la préparation pendant 18 à 20 heures et on l'enferme ensuite dans le mélange mentionné.

Pour la *coloration au bleu de méthylène de la rétine,* *Apáthy* (1) a conseillé l'emploi du bleu de méthylène médicinal libre de *chlorure de zinc* en solution à 1 pour 1000 dans la solution physiologique de chlorure de sodium. La rétine est placée sur la lame, sa face interne étant tournée en bas contre la lame ; elle est recouverte d'une autre lame de verre pas trop épaisse ; la solution de méthylène

---

(2) Apathy. Methylenblau. *Zeitschr. f. wissenschaftl. Micr.,* 1892, IX.

est versée tout autour. On laisse les préparations ainsi pendant 2 à 5 heures en les préservant contre la dessiccation. De temps en temps on contrôle la coloration sous le microscope.

Apáthy ajoute au picrate d'ammoniaque destiné à la fixation quelques gouttes de liqueur ammoniacale caustique; on conserve la préparation dans une solution de sucre et de gomme; ce mélange est bien supérieur à la glycérine.

Prenant ne colore pas directement sur la lame; à l'aide d'une seringue de Pravaz, il injecte directement la solution de bleu de méthylène dans la chambre postérieure, de façon que le jet arrive sur la rétine (on peut aussi, avec la même seringue, extraire au préalable une certaine quantité du corps vitré). Une ou deux heures après l'injection, on sectionne l'œil sur la ligne équatoriale; on détache la rétine, qu'on étale sur la lame en attendant l'apparition de la teinte bleue. On fixe avec du picrate d'ammoniaque (d'après *Apáthy*). On conserve dans la glycérine.

En faisant abstraction des remarquables résultats dûs aux méthodes de *Golgi* et d'*Ehrlich*, nous pouvons dire que le problème le plus intéressant à résoudre est d'obtenir la coloration isolée des cônes et des bâtonnets après qu'ils ont subi l'action de la lumière ou de l'obscurité.

Des recherches très détaillées sur ce sujet ont été publiées dans les travaux de *Pergens*, de l'*Institut Solvay*; je renvoie ceux que ces choses intéressent aux travaux de cet observateur.

Toutes les autres méthodes de coloration du système

nerveux central peuvent être appliquées à l'étude de la rétine ou l'ont été. Je citerai par exemple la coloration des gaines myéliniques d'après *Weigert*, les colorations des *cellules nerveuses* d'après *Nissl*, *Held*, les *colorations au carmin et à l'hématoxyline*, le triple mélange colorant d'*Ehrlich-Biondi* (ou encore la méthode de *Rosin*).

Les résultats obtenus à l'aide de la méthode de coloration de la névroglie de *Weigert* n'ont été jusqu'ici que peu importants.

L'*acide osmique* ou ses vapeurs (d'après *Ranvier*), l'*acide picrique*, l'*acide nitrique*, enfin le *chrome* avec toutes ses modifications, peuvent être utilisés de façons différentes dans les recherches sur la structure de la rétine.

Angelucci emploie l'*acide nitrique* en mélange avec la liqueur de *Müller* : il fixe la rétine pendant une demi-heure à une heure dans une solution à 3 pour 100 d'acide nitrique, puis lave pendant 10 jours dans la liqueur de *Müller* et durcit une seconde fois dans l'alcool.

Si on veut employer la coloration des gaines myéliniques de *Weigert*, *Schaffer* conseille de laisser séjourner encore une fois pendant une nuit les coupes à la celloïdine dans une solution à 1 pour 100 d'acide chromique et de les colorer ensuite, après un lavage rapide, avec la solution d'hématoxyline acétique de *Kulschitzky* ; on doit ensuite différencier dans la solution de ferricyanure de potassium et de borax de *Weigert* pendant 12 heures, rincer et monter enfin.

Les cônes apparaissent ainsi tout à fait foncés, presque

noirs ; les bâtonnets et la couche granuleuse externe sont brun clair.

Flesch employa de son côté une coloration de *Wei-gert* modifiée et trouva que, dans la préparation élégante de la couche des bâtonnets, la *portion externe* avait une teinte d'un violet foncé intense.

D'une façon générale on doit faire remarquer que, dans toutes les colorations, les portions externes et internes des bâtonnets se comportent différemment. Avec le *carmin*, par exemple, seule la portion interne se colore et cela d'une façon très intense ; la portion externe se délimite par une démarcation très accentuée. Par contre, l'*acide osmique* colore la portion externe en noir et laisse incolore la portion interne (tout au moins chez les amphibies).

Mentionnons encore le procédé qu'emploie *Birnbacher* pour obtenir la coloration de la rétine éclairée et de la rétine non éclairée. Ce procédé est le suivant :

1) Il faut fixer dans une solution à 3,5 pour 100 d'acide nitrique, ou dans une solution concentrée de sublimé pendant 6 à 24 heures et à l'obscurité.

2) Séparer par moitié sur la ligne de l'équateur. La moitié postérieure est lavée à l'eau courante pendant 6 heures.

3) Durcir dans de l'alcool titrant progressivement 50°, 70°, 80°, 90°, 96°, 99,8°.

4) Extraire la rétine du segment bulbaire, la diviser, la monter dans la celloïdine, et la couper (perpendiculairement à sa surface).

5) Colorer dans une solution alcoolique concentrée de jaune extra d'éosine. Surcolorer pendant une demi heure.

6) Décolorer dans de l'alcool à 96° qui sera renouvelé plusieurs fois. Les coupes sont bleu rose. Huile de girofles. Baume de damarre.

Parmi les mélanges colorants, celui d'*Ehrlich-Biondi* (Biondi-Heidenhain) surtout, donne de bons résultats ; grâce à ce procédé, les cônes dans la rétine éclairée prennent une teinte verte, dans la rétine non colorée une teinte jaune.

B). *La coloration des gaines myéliniques.*

Parmi toutes les méthodes servant à mettre en évidence les gaines myéliniques, la *coloration à l'hématoxyline* imaginée par *Carl Weigert* (1884) et devenue classique aujourd'hui, occupe sans conteste le premier rang.

Deux fois déjà, avant la publication de sa méthode, *Weigert* avait essayé de trouver le moyen de mettre en évidence les gaines myéliniques ; la première fois (1882), il avait employé de la fuchsine acide, la deuxième fois de la fuchsine ordinaire et obtenait la différenciation à l'aide de l'acide chlorhydrique. C'est à la troisième tentative seulement qu'il eut l'idée d'employer des substances colorantes *pouvant former des vernis,* c'est à-dire des corps donnant des composés typiques avec les sels métalliques.

Cette méthode qui, en raison même de sa grande importance, a subi, comme d'ailleurs la méthode de *Golgi*, un grand nombre de modifications, est la suivante :

1) Durcir dans le liquide de *Müller* ou d'*Erlitzky*.

2) Reporter directement les pièces dans l'alcool. Monter à la celloïdine.

3) Cuivrer les pièces ou les coupes isolées dans une solution saturée, par moitié coupée d'eau, d'acétate de cuivre (séjour de 24 heures dans l'étuve).

4) Couper sous l'alcool, colorer de 20 minutes à 24 heures dans la solution suivante :

Hématoxyline . . .	1 gramme.
Alcool absolu. . .	10 grammes.
Carbonate de lithine. .	1 gramme.
Eau distillée. . .	100 grammes.

5) Eau. Laver. Différencier dans une solution de :

Borax.	2 grammes.
Ferricyanure de potassium . . .	2.5 —
Eau distillée.	100 —

6) Laver. Alcool à 96° (ou absolu). Xylol (ou huile d'origan). Baume de Canada.

Les fibres nerveuses myéliniques apparaissent noir bleu sur un fond brun jaune.

Il est préférable de conserver en réserve une solution d'*hématoxyline* et d'*alcool absolu* et d'ajouter, au moment de s'en servir, de l'eau et du carbonate de lithine (dans la proportion de 1 pour 1000). Ce dernier corps transforme la teinte rougeâtre en un superbe bleu foncé violet. La différenciation est d'autant plus fine et d'autant plus facile que la solution employée pour différencier est plus étendue ; la substance grise devient brun clair, la substance blanche violet foncé. Si des coupes un peu épaisses se différencient mal, on les met une deuxième fois dans l'alcool pendant 24 heures et ensuite une deuxième fois dans la solution de borax et de ferricyanure de potassium. une double coloration avec du carmin à l'alun ou avec du picro-carmin ou du carmin lithiné est utile pour monter les cellules nerveuses et les noyaux.

Si on veut colorer les coupes encore avec d'autres procédés, il ne faudra pas cuivrer toute la pièce mais seulement les coupes destinées à être colorées par l'hématoxyline.

La solution d'hématoxyline ayant servi une fois ne peut être employée une autre fois ; elle doit être jetée.

Un perfectionnement tout à fait recommandable, parce qu'il rend le procédé beaucoup plus rapide, a été indiqué par *Weigert* lui-même en 1895 dans son travail sur la névroglie. Cet auteur a en effet démontré qu'on pouvait en 4 ou 5 jours de macération obtenir la fixation des pièces avec la solution suivante :

On prend 5 grammes de bichromate de sodium (ou de potassium, ou d'ammonium) et 2 grammes d'alun chromique que l'on dissout dans 100 grammes d'eau bouillante. On ajoute 10 grammes d'une solution de formol à 10 pour 100 ou bien on durcit d'abord dans cette solution de formol à 10 pour 100 et l'on macère ensuite.

La solution d'alun de chrome et d'oxyde de cuivre acidulée avec de l'acide acétique utilisée pour l'étude de la névroglie peut également être recommandée pour la coloration des gaines, car elle ne forme pas de dépôt sur les pièces traitées par le chrome ; elle a aussi l'avantage sur la solution au sel de Seignette de rendre inutile une autre imprégnation au cuivre avec une solution monohydratée du sel de cuivre (*Weigert*).

Dans cette originale méthode de Weigert ou dans les modifications qu'on peut lui faire subir les points suivants ont une importance capitale :

1) Les préparations différenciées ne doivent pas être montées immédiatement après la différenciation ; elles doivent séjourner pendant 2 à 3 jours dans de l'eau, que l'on renouvellera plusieurs fois. Par ce procédé seulement, on empêchera les préparations de pâlir. Le séjour des préparations dans une eau courante détermine une teinte foncée.

2) L'emploi de la double ou de la triple coloration (procédé d'ailleurs recommandable dans toutes les colorations) est indispensable lorsqu'il s'agit de coupes épaisses.

3) Dans la modification de Pal, il est indispensable de se servir pour chaque coupe isolée d'une nouvelle solution de différenciation fraiche.

Berkley dit qu'on obtient de très bonnes colorations avec un durcissement par le mélange de *Flemming* (chrome, acide osmique et acide acétique). Les pièces séjournent dans ce liquide pendant 30 heures à une température de 25°, elles sont ensuite reportées dans de l'alcool absolu où elles restent 24 heures ; l'alcool est renouvelé 2 fois. Une fois montées et coupées, les coupes sont mises dans de l'eau et dans la solution d'acétate de cuivre, où elles passent la nuit ; elles sont ensuite lavées et colorées dans une solution refroidie d'hématoxyline préparée de la façon suivante : on fait bouillir rapidement 50 centimètres cubes d'eau, à laquelle on ajoute 2 centimètres cubes d'une solution saturée de carbonate de lithine. On ajoute ensuite 2 centimètres cubes de la solution ordinaire alcoolique d'hématoxyline (1 gramme : 10 grammes).

On laisse les coupes 20 minutes dans la couleur et à une température de 40°. Elles sont enfin lavées, différenciées et traitées comme plus haut.

Pour éviter la différenciation, *Weigert*, en 1891, a indiqué une méthode qui donne des préparations non moins belles que celles obtenues par le procédé de Pal. Toutefois les préparations ainsi obtenues ne se conservent pas bien.

COLORATION DES GAINES A MYÉLINE DE WEIGERT SANS DIFFÉRENCIATION

1) Durcir dans une solution de bichromate de potasse.

2) Monter à la celloïdine.

3) Reporter les pièces dans un liquide, où elles séjourneront pendant 24 heures, à une température de 35° ; ce liquide est formé d'une solution saturée à froid d'acétate de cuivre neutre et d'une solution à 10 pour 100 de sel de Seignette dans de l'eau à parties égales (à l'étuve).

4) Laisser les pièces pendant 24 heures dans une solution monohydratée d'acétate neutre de cuivre (à l'étuve).

5) Rincer, laisser une demi heure ou une heure dans de l'alcool à 80°. Couper.

6) Colorer dans un mélange composé de 9 parties de la solution *a* et de 1 partie de la solution *b*.

La solution *a* est composée de 7 centimètres cubes d'une solution saturée de carbonate de lithine et de 93 centimètres cubes d'eau distillée.

La solution *b* est composée d'un gramme d'hématoxyline et de 10 grammes d'alcool absolu.

Ces deux solutions ne sont mélangées ensemble qu'au moment où on va s'en servir.

7) Laver. Alcool à 90°, xylol à l'aniline (2 : 1). Xylol, baume.

Les plus fines fibres myéliniques sont colorées au bout de 5 à 24 heures en noir sur un fond rouge clair. On pourra différencier les coupes un peu épaisses avec la solution de ferricyanure de potassium et de borax.

MODIFICATION APPORTÉE PAR PAL A LA COLORATION DE WEIGERT

1) Durcir dans la liqueur de *Müller* et procéder pour le reste comme dans la méthode de *Weigert*, sans cuivrer cependant.

2) Couper. Si les coupes n'ont pas la teinte verdâtre, indice d'une imprégnation suffisante de chrome, on les laissera une deuxième fois pendant 24 heures dans une solution de bichromate de potasse ou dans une solution très faible (0,3 à 0,5 pour 100) d'acide chromique. Alcool à 70°.

3) Colorer dans la solution à l'hématoxyline de *Weigert* pendant 24 à 48 heures. (Ne laisser guère plus d'une heure à l'étuve.)

4) Laver dans de l'eau additionnée d'une solution de lithine dans la proportion environ de 4 pour 100.

5) Différencier pendant 20 à 30 secondes dans une solution fraîchement préparée de permanganate de potasse (à 1/3 pour 100 environ).

6) Laver. Différencier ensuite (d'après Lustgarten) dans :

Acide oxalique. . . 1 gramme.
Sulfite de soude. . . 1 —
Eau distillée. . . . 200 grammes.

Au bout de quelques secondes à peine, la substance grise est décolorée, la substance blanche apparaît noir bleu. S'il n'en est pas ainsi, il faut remettre une seconde fois les coupes dans la solution de permanganate de potasse et dans le liquide à l'acide oxalique.

7) Laver. On peut alors, sans crainte, mettre les coupes dans une solution forte de lithine pendant 5 à 30 minutes ; la coloration devient alors plus intense. Laver une seconde fois. Alcool. Xylol. Baume.

Les gaines myéliniques apparaissent noires ou noir bleu. Tous les autres éléments nerveux sont décolorés. C'est la raison pour laquelle les doubles colorations avec l'alun, le borax ou le picro-carmin peuvent être avantageusement employées.

Si, grâce à cette modification introduite par Pal, on obtient de bons résultats, ceux-ci sont vraiment remarquables. Mais, malgré les soins les plus minutieux, il arrive de temps en temps que la différenciation est trop forte et que la décoloration porte sur les fibres les plus fines.

Pour pouvoir se servir plusieurs fois de la même solution d'hématoxyline, il est recommandable de colorer les coupes isolément d'abord dans l'hématoxyline et de les reporter ensuite dans une solution saturée de carbonate de lithine, jusqu'à ce qu'elles deviennent suffisamment noires.

MODIFICATION DUE A KULSCHITZKY

1) Durcir dans la liqueur de *Müller* (ou dans celle d'Erlitzky).

2) Monter. Couper.

3) Colorer pendant 24 heures dans une solution de :

Hématoxyline (dissoute dans l'alcool absolu). . . 1 à 2 grammes.
Acide acétique à 2 p. 100.. 100   —

4) Décolorer dans une solution de :

Carbonate de lithine (solution saturée).. . . . . 100 grammes.
Solut. à 1 p. 100 de cyanure rouge. 10   —

5) Laver soigneusement. Alcool, huile, baume.

Les fibres à myéline apparaissent bleu foncé ou violet foncé, tous les autres tissus sont incolores ou à peine jaunâtres.

Après la coloration indiquée au début, on mettra les coupes dans une solution de :

Hématoxyline (dissoute dans l'alcool absolu). . . . 1 gramme.
Solution d'acide borique saturée. 20   —
Eau distillée. 80   —

Aciduler cette solution au moment de s'en servir légèrement avec de l'acide acétique. Elle est primitivement jaune : on l'emploie lorsqu'elle est devenue rouge (après 3 semaines environ).

MÉTHODE DE WOLTERS (KULSCHITZKY-WOLTERS)

1) Durcir dans le liquide de *Müller*, monter, couper.

2) Colorer dans la solution d'hématoxyline de *Kulschitzky* (24 heures à l'étuve).

3) Les coupes sont plongées ensuite dans la liqueur de *Müller* et différenciées comme l'a indiqué Pal.

4) Laver, Alcool, Xylol, Baume.

Cette combinaison de deux modifications est très recommandable car elle donne de très belles épreuves. Les fibrilles les plus fines apparaissent d'un beau noir bleu, les cellules nerveuses sont brun jaune.

Kaes a recommandé de remplacer la liqueur de *Müller* par le mélange de *Flemming*. Les fibres tangentes se dessinent surtout très bien par ce procédé.

MODIFICATION APPORTÉE PAR VASSALE DANS LE PROCÉDÉ DE COLORATION DES GAINES DE WEIGERT

1) Durcir, etc., comme dans la méthode originale.

2) Colorer pendant 3 à 5 minutes dans une solution aqueuse contenant 1 pour 100 d'hématoxyline.

3) Rincer, reporter les coupes dans une solution

saturée d'acétate neutre d'oxyde de cuivre ; les y laisser pendant 3 à 5 minutes.

4) Laver. Différencier dans la solution de ferricyanure de potassium de Weigert.

5) Laver. Alcool, xylol phéniqué, baume.

Le plus grand avantage de cette modification est sa grande simplicité. Les dépôts d'hématoxyline, toujours à craindre, font ici défaut ; d'un autre côté, les coupes, en raison même de leur séjour moins prolongé dans la solution colorante, sont moins friables. Cette dernière devra, autant que possible, être employée à l'état frais.

MODIFICATION DUE A LISSAUER

1) Procéder au début comme dans la méthode originale de Weigert.

2) Reporter les coupes dans une solution à 1 pour 100 d'acide chromique (chauffer jusqu'à la production de bulles).

3) Laver et colorer dans la solution d'hématoxyline de Weigert (chauffer également jusqu'à la production de bulles).

4) Différencier comme l'a indiqué Pal.

Cette modification « rapide » est avantageuse pour la préparation de coupes du cerveau surtout lorsque la substance cérébrale a longtemps séjourné dans des solutions de chrome et dans l'alcool.

Une modification très recommandable est **celle de Schaefer** :

1) Durcir, monter, couper comme dans la méthode de *Weigert*.

2) On met les coupes, en les sortant de l'eau, dans la liqueur de *Marchi,* où elles restent quelques moments.

3) Laver. Colorer dans une solution de 1 gramme d'hématoxyline dans de l'alcool absolu, à laquelle on ajoutera 100 grammes d'une solution à 2 pour 100 d'acide acétique. On laissera les coupes dans la solution colorante pendant toute une nuit.

4) On lave les coupes qui sont noires, et on procède, pour le reste, comme dans la méthode *Pal.*

MODIFICATION DE LA COLORATION DES GAINES MYÉLINIQUES
A L'AIDE DE LA LIQUEUR DE MARCHI D'APRÈS KAISER

1) Durcir des petites pièces pendant 3 jours dans la liqueur de Müller. Les pièces coupées en plus petits morceaux séjournent une deuxième fois pendant 6 jours dans la même liqueur.

2) Reporter dans la liqueur de Marchi (8 jours).

3) Laver. Alcool, celloïdine, couper.

4) Mettre les coupes pendant 5 minutes dans :

Liq. de sesquichlorure de fer. .	10 grammes.
Eau distillée.	10	—
Esprit de vin rectifié.	30	—

5) Reporter dans la solution d'hématoxyline de *Weigert,* et chauffer pendant 5 minutes dans une solution colorante renouvelée.

6) Laver. Différencier comme dans le procédé modifié de *Pal*.

7) Passer rapidement à l'eau additionnée d'une petite quantité d'ammoniaque.

8) Laver. Alcool, xylol, baume.

Dans cette modification, à la place de l'acétate de cuivre on emploie comme corrodent une solution de chlorure ferrique.

Les gaines à myéline deviennent brun noir ou noir foncé.

MÉTHODE D'ADAMKIEWICZ

1) Durcir dans la liqueur de *Müller*. Monter, couper.

2) Reporter les coupes dans de l'eau légèrement acidulée avec de l'acide chlorhydriqre.

3) Colorer dans une solution aqueuse et rouge foncé de safranine n° o.

4) Laver dans l'alcool, puis dans l'alcool absolu légèrement acidulé avec de l'acide nitrique.

5) Huile de girofles, jusqu'à ce que la matière colorante ne s'échappe plus des coupes. Baume.

Les gaines à myéline normales se colorant en rouge, les gaines pathologiques ne se colorent pas. Les noyaux des cellules nerveuses et des cellules de la névroglie, comme ceux des cellules vasculaires sont d'un violet bleu.

MÉTHODE D'EXNER

1) On met des pièces fraîches dans dix fois leur volume

d'une solution à 1 pour 100 d'acide osmique (dans l'obscurité).

La solution sera renouvelée le 2e et le 4e jours.

2) Laver au bout de 6 à 10 jours. Les pièces sont collées sur des morceaux de liège et durcies une deuxième fois dans l'alcool. Couper.

3) On met les coupes dans la glycérine, à laquelle on ajoute sur la lame de verre une goutte d'ammoniaque (1 gramme de liqueur ammon. caustique pour 50 grammes d'eau).

4) L'excès du liquide est enlevé avec du papier buvard. Après l'éclaircissement complet, on recouvre la coupe avec une lamelle.

Les fibres apparaissent en noir gris. Comme d'une part ces préparations ne sont pas durables, et que, d'autre part, l'ammoniaque, par le gonflement qu'il détermine, augmente le diamètre des coupes, cette méthode est peu employée.

Pour obtenir des préparations durables on peut recourir à la méthode suivante.

MÉTHODE PAL-EXNER

1) Durcir comme dans le procédé *Exner*.

2) Laver pendant deux minutes dans de l'alcool absolu. Monter.

3) Mettre les coupes dans un mélange de glycérine et d'eau (3 : 1). Enlever ensuite la glycérine par un lavage à l'eau.

4) Différencier comme dans la méthode de Pal.

5) Recolorer avec du picro-carmin. Alcool, xylol, baume.

Hans Aronson a employé la *galléine* pour les gaines à myéline, de la façon suivante :

Pâte de galléine..	3-4 cent. cubes.
Alcool absolu.	20 grammes.
Eau distillée.	100 —
Sol. concent. de carbon. de sodium.. .	III gouttes.

Les premières phases de préparation et de différenciation sont les mêmes que dans le procédé de *Weigert,* modifié par *Pal.*

Après la différenciation, on met les coupes dans une solution de soude, jusqu'à ce qu'elles deviennent rouges.

OSMIATION DES GAINES MYÉLINIQUES
D'après HELLER.

La description de cette technique est indiquée plus loin.

Heller fait remarquer, à juste titre, qu'on pourrait combiner la méthode de coloration des noyaux avec la méthode de coloration des gaines et qu'il y aurait avantage, dans un travail de comparaison et de contrôle, d'entreprendre des recherches à l'aide de l'*acide osmique* et de l'*hématoxyline de Weigert*; ces recherches permettraient d'étudier les modifications des gaines myéliniques dans des coupes en série.

La méthode de *Heller*, du reste, a été modifiée et

abrégée de la façon suivante par *Robertson*. (A modification of Hellers method of staining medullated nerve fibres. *Brit. Med. Journ.*, 1897, p. 651.)

1) Durcir dans une solution modifiée de cuivre et d'alun de chrome de *Weigert* :

Alun de chrome.	2,5	grammes.
Acétate de cuivre.	5	—
Acide acétique..	5	—
Formol.	2 à 10	—
Eau distillée.	100	—

2) Laver à l'eau. Monter à la celloïdine.

3) Mettre les coupes dans une solution à 1 pour 100 d'acide osmique et à 5 pour 100 d'acide pyrogallique (une demi heure dans chacune de ces deux solutions).

4) Reporter dans une solution à 0,25 pour 100 de permanganate de potasse (de 1 à 4 minutes), puis dans une solution d'acide oxalique à 5 pour 100. *Laver chaque fois.*

5) Alcool, montage.

Robertson vante cette méthode, surtout pour la coloration des fibres myéliniques fines du cerveau ; une coloration de contraste avec l'hématoxyline fait bien res sortir les cellules nerveuses.

MÉTHODE DE MARCHI

1) Fixer des pièces de petites dimensions pendant au moins 8 jours dans du bichromate de potasse (*Müller*).

2) Reporter dans un mélange fraîchement préparé de

liqueur de *Müller* et d'une solution à 1 pour 100 d'acide osmique à parties égales (6 à 12 jours).

3) Laver à l'eau courante (24 heures).

4) Durcir dans l'alcool. Celloïdine. Couper. Monter.

Les gaines à myéline dégénérées sont noires, tout le reste est jaune clair et présente parfois un reflet verdâtre.

Cette méthode très précieuse et très importante, véritable combinaison de durcissement et de coloration, exige plusieurs précautions particulières.

On laissera passer 24 heures avant d'extraire le cerveau et la moelle de l'animal sacrifié. L'extraction elle-même devra être faite avec les plus grands soins pour éviter tout tiraillement, car ils sont facilement la cause de fausses interprétations après la coloration.

Le liquide avec les pièces, qui seront très minces (2 à 3 millimètres), est placé à l'étuve à 25 30°; on veillera avec soin au renouvellement du liquide, dès que l'odeur de l'acide osmique disparaît. Les pièces devront reposer autant que possible sur leurs bords et non sur leurs faces. On facilitera encore l'imprégnation régulière en agitant souvent le liquide. L'imprégnation se fait plus lentement à la température de la chambre.

Les coupes elles-mêmes peuvent avoir une certaine épaisseur (50 à 80 μ). Les lésions de dégénérescence sont appréciables surtout facilement lorsque leur ancienneté n'est pas trop grande, et ne dépasse pas quelques mois. Elles se traduisent par la formation de boules de myéline et de détritus. Les dégénérations graisseuses des cellules nerveuses et des vaisseaux se montrent également avec netteté. Pour les recherches expérimentales on fera bien de ne laisser survivre les animaux que pendant deux ou trois semaines.

Quant aux applications à la pathologie humaine, on peut obtenir de bons résultats, même lorsque le processus dégénératif remonte à plusieurs mois.

Une coloration secondaire avec d'autres méthodes (*Weigert, méthodes au carmin, van Gieson*) est d'ailleurs encore possible.

Dans les fibres à myéline dégénérées les lésions rappellent la disposition d'une chaîne.

Quand on veut étudier le cerveau ou les masses encéphaliques, il est indispensable de laisser les pièces, dont l'épaisseur ne doit pas dépasser 2 millimètres, pendant 4 à 6 semaines, dans le liquide de *Marchi* ; pour la moelle et les nerfs, un séjour de 8 à 12 jours est suffisant. Dans le premier cas, on se sert d'une liqueur de faible concentration (1 : 3) dont on augmente graduellement la concentration jusqu'à la proportion de 1 : 2 et même de 1 : 1. Elle devra être renouvelée souvent.

Au bout de 4 semaines environ, il sera bon de rechercher par des incisions pratiquées dans la substance cérébrale si le liquide a pénétré dans les parties centrales.

Azoulay a utilisé la propriété que possède l'acide osmique de se colorer en noir par le *tanin*, pour augmenter le noircissement des coupes de la moelle épinière. Après action préalable de la liqueur de *Müller*, on noircit des *coupes très fines* rapidement avec une solution d'acide osmique (1 gramme pour 500 grammes), on les chauffe ensuite pendant 5 minutes environ, dans une solution à

5 pour 100 de *tanin*. On lave (on peut d'ailleurs colorer ultérieurement avec du carmin) ; on monte enfin les pièces selon les règles habituelles. Par ce procédé, la myéline seule se colore en noir.

D'après *Edinger*, les résultats obtenus par cette méthode sont surtout excellents pour les fibres moyennes et volumineuses. En ce qui concerne les fibres fines les résultats sont moins bons qu'avec l'hématoxyline. La méthode est excellente encore quand on veut obtenir des préparations d'après le procédé de *Marchi*, par exemple, on reconnaît en effet facilement la disposition des éléments là où les produits de dégénérescence ont été résorbés. Elle est également utilisée dans les préparations de *Golgi*.

Obersteiner insiste sur l'importance du procédé dans l'étude des racines nerveuses et des nerfs périphériques.

Le procédé indiqué tout récemment par *Allerhand* ne nous paraît le céder en rien aux précédents.

MÉTHODE D'ALLERHAND

1) Durcir dans la liqueur de *Müller* ou l'*alcool*. Monter, couper.

2) On met les coupes dans une solution de chlorure de fer. Cette solution n'est autre que la solution à 50 pour 100 de la liqueur de sesquichlorure de fer officinale. Séjour de 15 à 20 minutes ; en chauffant légèrement, la réduction du sel métallique se fait plus facilement.

3) Laver rapidement. Reporter dans une solution à 20 pour 100 de tanin ; cette dernière aura dû préalablement

et pendant environ 3 semaines rester exposée à la lumière ; comme elle se décompose en moisissant, il faudra la filtrer.

La différenciation s'effectue très rapidement, par le fait de la réduction du sel de fer par l'acide tannique. Les coupes deviennent bleu noir foncé. (On peut au besoin avoir recours à la *méthode double* en reportant les coupes dans la solution de fer).

4) Différencier d'après le procédé de *Pal* en prenant cependant des solutions deux fois plus fortes, ce qui permettra de gagner du temps.

5) Laver, reporter dans une solution à 0,5 pour 100 d'acide acétique (quelques minutes). Alcool, xylol, baume.

La méthode, en somme, consiste en une *double coloration* avec du *chlorure de fer* et du *tanin* et en une différenciation, d'après *Pal*.

Les fibres à myéline et aussi les fibres tangentes apparaissent en bleu noir intense sur un fond incolore. Les cellules nerveuses avec les prolongements sont nettement visibles, ainsi que les nucléoles noirs ; ces derniers sont plus nets dans les préparations faites à l'alcool, alors que, dans les préparations au chrome, ce sont surtout les fibres qui se dessinent le mieux.

Si l'on durcit à l'alcool, on peut utiliser les mêmes pièces et pour la coloration des fibres nerveuses et pour la méthode de *Nissl*. Si quelques fibres nerveuses se colorent, on ne peut nettement les reconnaître, car la gaine de myéline si riche en matière grasse qui a été dissoute, ne pourra plus être colorée ultérieurement en bleu. Ce sont ces débris de la gaine de myéline qu'*Allerhand* rapproche de l'*appareil neuro-kératinique* de *Kühne-Ewald* ; il considère les deux anneaux concentriques qui se montrent dans des préparations à l'alcool comme la *gaine cornée externe et interne* de la fibre à myéline. Nous ferons remarquer que le cylindre-axe apparaît aussi dans les préparations à l'alcool, sinon dans toute sa longueur, comme une formation ratatinée et anguleuse.

On peut employer plusieurs fois les solutions ayant servi dans ces « *procédés d'imprégnation* » et le *tanin* en particulier paraît, par un emploi répété, gagner en pouvoir colorant, c'est-à-dire en pouvoir réductif.

C). Coloration des cylindres-axe.

Bien que nous possédions un grand nombre de méthodes pour la coloration du cylindre-axe, nous croyons devoir faire remarquer qu'aucune d'elles ne donne de résultats satisfaisants et qu'il y aurait grand avantage à posséder un procédé qui permettrait, surtout dans les cas pathologiques, d'étudier le cylindre-axe aussi bien dans sa dégénérescence que dans sa structure ; on pourrait alors le rapprocher de ceux de *Weigert* et de *Marchi*.

PROCÉDÉ DE COLORATION DE UPSON

Méthode A :

1) Durcir les pièces dans du bichromate de potasse. La solution est d'abord à 1 pour 100 puis à 2-2,5 pour 100;

on l'utilise à l'obscurité. Éviter de pousser le durcissement trop loin.

2) Laver rapidement à l'alcool à 50° (2 à 3 jours) qui
sera renouvelé plusieurs fois, puis dans l'alcool à 96°.
jusqu'à production d'une teinte verte (on l'obtient au bout
de 2 ou 4 semaines). Cet alcool également sera renouvelé
plusieurs fois.

3) Monter, si l'on veut; couper. On fera mieux, sans
les laisser séjourner plus longtemps dans l'alcool, de co
lorer les coupes dans :

Chlorure d'or.	1 gramme.
Eau distillée.	100 grammes.
Acide chlorhydrique.	2 —

Au bout de 1 à 2 heures elles deviennent jaunes dans
ce mélange.

4) Rincer, reporter dans une solution de potasse à
10 pour 100, à laquelle, avant l'usage, on pourra ajouter
une trace de ferricyanure de potassium (laver dans cette
solution pendant une minute).

5) Laver, reporter dans de la potasse à 10 pour 100
pendant une demi minute. Laver.

6) Réduire dans une solution fraîchement préparée
de :

Acide sulfurique.	5 grammes.
Teinture d'iode à 3 p. 100..	X à XV gouttes.

Mélanger et ajouter une goutte de liqueur de chlorure
de fer. La coupe devient rose.

7) Laver. Alcool, huile de girofles, baume.

Remplacer les instruments de métal par des instruments
en verre. Les coupes devront rester à l'obscurité.

Méthode B :

1) Préparer les coupes comme dans la méthode A.

2) Mettre les coupes pendant 2 heures dans la solution suivante :

Acide chlorhydrique.	2 gouttes.
Sol. de chlorure d'or à 1 o/o.	5 grammes.
Solution ammoniacale saturée de vanadium. . . .	X gouttes.

3) Rincer rapidement et reporter dans la solution suivante, fraîchement préparée :

Potasse à 10 p. 100.	5 grammes.
Sol. ammoniacale de vanadium.	(Quantité minime).
Solut. à 10 p. 100 de permanganate de potasse.	X gouttes.

(Laisser une minute.)

4) Rincer et réduire dans une solution fraîchement préparée de :

Solution de zinc a..	15 gouttes.
Eau distillée.	3 grammes.
Solution de fer b.	5 gouttes.
Acide sulfurique.	3 grammes.

L'addition de l'acide détermine un précipité abondant et c'est à ce moment que la coupe doit être mise dans la solution, car son action est alors la plus puissante. La coupe devient pourpre.

5) Laver ensuite, puis alcool, huile, baume.

On prépare la solution de zinc a, en ajoutant à une certaine quantité d'une solution à 3 pour 100 de teinture d'iode une quantité de chlorure de zinc suffisante pour qu'il se produise une teinte blanc jaunâtre. La solution b est une solution aqueuse saturée de phosphate de fer.

Avec les cylindres-axe, les cellules nerveuses se trouvent également colorées.

Upson fait remarquer que le succès de la coloration dépend de la présence de certains éléments étrangers dans la solution d'or ; une solution pure de chlorure d'or, soigneusement neutralisée, colore en effet peu ou pas du tout ; la plus ou moins bonne coloration tient à la présence de l'acide chlorhydrique en excès dans la solution de chlorure d'or, ou à la présence d'autres impuretés.

On obtient de bien meilleurs résultats encore en ajoutant des acides ou des sels métalliques, ou même les deux à la fois dans la solution de chlorure d'or.

PROCÉDÉ DE COLORATION DE GERLACH

1) Durcir dans une solution de bichrom. d'ammonium, d'abord faible puis à 2 pour 100 (1).

2) Subdiviser les pièces en fragments plus petits et les durcir une deuxième fois.

3) Couper (à la main) les pièces montées à l'écorce de sureau et sous l'eau, ne pas se servir d'alcool.

4) Reporter la coupe dans une solution de chlorure d'or et de potassium (1 pour 10,000) légèrement acidulée avec de l'acide chlorhydrique (12 heures).

---

(1) Boll recommande d'employer pour commencer une solution plus faible encore qu'à 1 pour 100, de se servir ensuite, au bout de quelques heures, d'une solution à 1 pour 100 ; au bout de quelques jours, enfin d'une solution à 2 pour 100. Il ne faut pas dépasser en tout 8 jours.

5) Laver dans une solution d'acide chlorhydrique (2 grammes pour 3,000 grammes).

6) Reporter dans une solution de : acide chlorhydrique 1 gramme, alcool à 60°, 1000 grammes (laisser 10 minutes).

7) Alcool, huile de girofles, baume.

Cette méthode est incertaine ; elle donne les meilleurs résultats quand on l'applique à des cerveaux d'embryons. D'après *Goodall*, *Boll* aurait obtenu de bons résultats avec des cerveaux frais de souris, *Gerlach* avec les fragments d'écorce cérébrale de l'homme.

PROCÉDÉ DE COLORATION DE FREUD

1) Durcir dans la liqueur de *Müller* ou d'*Erlitzky* (on peut durcir ensuite une seconde fois à l'alcool).

2) Laver, monter, couper. Colorer dans une solution à 1 pour 100 de chlorure d'or (pendant 3 à 5 heures).

3) Laver les coupes et les mettre pendant 3 heures dans une solution de :

> Soude caustique. . . . 1 gramme.
> Eau distillée. . . . . 5 grammes.

4) Laver. Reporter dans une solution à 10 pour 100 d'iodure de potassium (5 à 15 minutes), les coupes deviennent alors violet rouge.

5) Laver, alcool de concentration montante, xylol, baume.

Les résultats sont variables. Dans de bonnes préparations on voit les cylindres-axe colorés en bleu rougeâtre foncé jusqu'au noir. Les cellules nerveuses sont parfois incolores, parfois elles ressortent nettement et sont rougeâtres. D'après *Freud*, ce dernier cas ne se présente que chez l'adulte. Quant à la durabilité des préparations, elle dépasse plusieurs mois.

Les instruments en métal doivent être remplacés par des instruments en verre.

La coloration devient plus élective lorsqu'on mélange la solution de chlorure d'or avec un volume égal d'alcool à 96° (1).

La coloration paraît réussir le mieux si on utilise des pièces fraîches n'ayant pas encore été durcies (*Kahlden*).

PROCÉDÉ DE COLORATION DE VAN GIESON

1) Durcir dans la liqueur de *Müller*.

2) Monter et couper.

3) Colorer dans l'hématoxyline de *Delafield* (ou dans une autre hématoxyline à l'alun) pendant 3 à 5 minutes.

4) Laver à fond.

5) Colorer dans un mélange d'une solution saturée d'acide picrique avec une solution saturée de fuchsine acide (le mélange doit être rouge foncé).

6) Laver rapidement. Alcool, huile d'origan, baume.

---

(1) C'est Cohnheim qui le premier a employé la méthode à l'or pour l'étude des nerfs de la cornée. Les coupes étaient mises dans une solution à 0,5 pour 100 de chlorure d'or et ensuite dans de l'eau acidulée avec quelques gouttes d'acide acétique ou d'acide chlorhydrique, ou d'acide formique.

Les cylindres-axe revêtent une coloration rouge intense, les gaines à myéline, une teinte jaune; la névroglie, une teinte rougeâtre; les noyaux sont violet bleu, les parties sclérosées rouge intense.

Cette méthode a été tout d'abord appliquée par *Van Gieson* à l'étude de la dégénérescence amyloïde (les parties ainsi dégénérées prenant une coloration rouge clair); elle fut appliquée par *Paul Ernst* à l'étude du système nerveux central.

COLORATION DES CYLINDRES-AXE PAR LE PROCÉDÉ DE STROEBE

1) Durcir dans la liqueur de Müller.

2) Alcool, celloïdine.

3) Solution saturée de bleu d'aniline. La coupe devient noir bleu (15 minutes à 1 heure).

4) Rincer, différencier dans l'alcool absolu additionné de 20 à 30 gouttes d'un mélange à 1 pour 100 d'alcool et de potasse caustique (1), jusqu'à ce que la coupe devienne rouge brun clair et transparente (une à plusieurs minutes).

5) Laver; la coupe devient alors bleu clair.

6) Solution de safranine faible (15 à 30 minutes) sert comme coloration de contraste.

7) Alcool absolu, xylol, baume.

Les cylindres-axe ainsi que les fibres de la névroglie

---

(1) On prépare l'alcool à la potasse caustique, en laissant pendant 24 heures 100 grammes d'alcool avec 1 gramme de potasse caustique et en filtrant ensuite.

se colorent constamment en bleu ; on observe, par contre, une coloration rouge safran, des gaines à myéline, du protoplasma, de la substance fondamentale et des noyaux des cellules ; ces derniers se colorent pourtant parfois aussi en bleu.

Ce procédé de coloration ne peut être considéré comme absolument sûr.

MÉTHODE FERROHÉMATOXYLIQUE DE BENDA

1) Durcir dans la liqueur de *Müller* (ou dans une autre solution de fixage).

2) Monter, couper.

3) Faire macérer les coupes pendant 24 heures dans :

Liq. d'oxysulfate de fer. . . . .) *aa* parties égales
                                              ou dans la pro-
Eau distillée. . . . .) portion de 1 : 2.

4) Laver avec soin dans de l'eau distillée d'abord, dans de l'eau ordinaire ensuite.

5) Colorer dans une solution aqueuse à 1 pour 100 d'hématoxyline jusqu'à ce que les coupes deviennent noires.

6) Différencier dans l'acide acétique à 30 pour 100. Terminer comme d'habitude.

PROCÉDÉ DE COLORATION DE SCHMAUS

1) Elle s'obtient avec du *carmin à l'urane,* sans que la celloïdine se colore d'une façon particulière.

1 gramme de carminate de soude est broyé avec $0^{gr},5$ de nitrate d'urane ; on fait ensuite bouillir pendant une demi-heure dans 100 grammes d'eau. On filtre après refroidissement. Les coupes de la moelle épinière se colorent en 15 à 20 minutes.

Durcir dans du *Müller* et surtout ne pas *laver à l'eau*.

2) Le *Black-blue* (*Grübler*) est également recommandé pour l'étude des cylindres-axe. On emploie une solution à 0,25 pour 100 dans de l'alcool à 50° additionné d'une petite quantité d'acide picrique. Colorer pendant une heure. Laver à l'eau, déshydrater dans l'alcool. On peut cuivrer.

PROCÉDÉ DE COLORATION DE PALADINO

1) Durcir dans la liqueur de *Müller* (choisir des pièces aussi peu volumineuses que possible.

2) Laver et déshydrater dans de l'alcool à 96° ou dans de l'alcool absolu.

3) Faire bouillir les pièces successivement dans de l'alcool et du benzol, ensuite dans du benzol, enfin dans de l'alcool absolu (une heure dans chaque liquide).

4) Mettre les pièces dans une solution de chlorure de Palladium (1 gramme : 1000 grammes), additionnée de quelques gouttes d'acide chlorhydrique. Laisser de 4 à 8 jours.

5) Reporter pour une durée de 1 à 4 jours dans une solution à 4 pour 100 d'iodure de potassium (en prendre une *petite* quantité, car, dans le cas contraire, l'iodure de Palladium est à son tour dissous).

6) Alcool à 80° et à 96°. Monter (ne pas se servir de paraffine, ce qui fait manquer la coloration).

7) Couper. Alcool, huile, baume.

La coupe a un aspect brun jaune ou brun foncé. Les cylindres-axe sont colorés mais en même temps la névroglie et les gaines à myéline.

Paladino croit avoir, par cette méthode, montré certaines corrélations entre la névroglie et les gaines myéliniques; il admet même que ces dernières seraient une continuation de la névroglie et contiendraient aussi des cellules névrogliques.

PROCÉDÉ DE COLORATION AVEC DE L'ANILINE-BLUE-BLACK

1) Durcir dans du *Müller* (suivi d'alcool) ou dans du sublimé (suivi d'alcool). Monter, couper.

2) Colorer dans une solution aqueuse de 0,25 pour 100 d'aniline-blue-black (on pourra ajouter à cette solution une petite quantité d'alcool) (préparation anglaise), laisser une heure.

3) Laver. Alcool, créosote ou huile d'origane, baume.

Les cylindres-axe et les noyaux des cellules nerveuses sont colorés en bleu intense, les noyaux de la névroglie, les cellules nerveuses en gris bleu.

Le durcissement au chrome donne de meilleurs résultats que celui au sublimé; ce dernier sel permet cependant d'une façon générale d'obtenir une coloration plus rapide.

On obtient des résultats analogues avec de l'induline et du bleu d'aniline.

PROCÉDÉ DE COLORATION AVEC DE LA NIGROSINE

1) Durcir dans la liqueur de *Müller*, monter, couper.

2) Colorer dans une solution aqueuse concentrée de nigrosine (10 minutes).

3) Laver dans un mélange à parties égales d'eau et d'alcool. Alcool, huile d'origane, baume.

Cette méthode, bien que simple, permet d'obtenir des préparations qui donnent une bonne vue d'ensemble et des résultats constants.

PROCÉDÉ DE COLORATION DE SAHLI

1) Durcir dans du *Müller* (autant que possible pendant longtemps). Laver pendant quelques minutes, monter, couper.

2) Colorer pendant plusieurs heures dans la solution suivante :

Solution saturée aqueuse de bleu de méthylène. .	24 cent. cubes.
Solution de borax à 5 p. 100.	16 —
Eau distillée	40 —

3) Laver à l'eau, puis à l'alcool, jusqu'à ce que la substance grise se détache nettement de la substance blanche.

Huile de cèdre, baume.

Les cylindres-axe et les noyaux de la névroglie sont d'un bleu intense, les cellules nerveuses d'un bleu verdâtre, la substance fondamentale d'un bleu clair.

Ici, comme pour la plupart des couleurs à l'aniline, il

se produit facilement une décoloration très marquée par l'usage de l'alcool ; la coupe, pour cette raison, devra le plus rapidement possible, être mise dans l'huile de cèdre.

La méthode permet de constater la présence de bactéries qui pourraient se trouver dans la préparation.

D). *Méthode de coloration de la névroglie.*

COLORATION DE LA NÉVROGLIE DE WEIGERT (1)

1) Faire durcir et macérer dans une solution d'alun de chrome et d'oxyde de cuivre acidulée à l'acide acétique et additionnée de formol (à 10 pour 100) (pendant 8 jours).

2) Préparation des pièces pour les couper (méthode à la celloïdine), 3 jours.

3) Préparation des coupes.

4) Réduction avec du permanganate de potasse et avec une solution de chromogène additionné d'acide formique et d'acide sulfureux.

5) Augmentation du pouvoir colorant pour la névroglie et la coloration de contraste des éléments nerveux par l'addition d'une solution monohydratée (à 5 pour 100) de chromogène.

6) Méthode de la fibrine, modifiée.

La durée totale est de 12 jours (la durée des procédés de 3 à 6 est d'un jour).

____

(1) C. WEIGERT. Beiträge zur Kenntniss der normalen menschlichen Nevroglia. Frankfort-s.-M., chez Diesterweg, 1895.

Cette méthode de *Carl Weigert* fut publiée par son auteur en novembre 1895 ; ses recherches avaient demandé sept années de travail. Son importance est telle qu'elle mérite une description très détaillée.

Les différents temps nécessaires pour obtenir la coloration de la névroglie sont au nombre de 3 ou 4 :

1 *a*) Fixage des pièces extraites du système nerveux central.

1 *b*) Macération avec des combinaisons métalliques d'oxydation supérieure.

On peut au besoin réunir ces deux procédés en un seul.

2) Réduction des combinaisons métalliques.

3) Coloration.

1) *Fixage et macération.*

a) On peut, avons nous dit, exécuter ces deux temps séparément ou les réunir en un seul. On opère en deux temps quand on veut utiliser ensuite une autre méthode, celles de *Marchi, Golgi* ou *Nissl*, par exemple, ou encore la méthode des gaines myéliniques. Dans ce cas, on fixe les pièces avec du formol à 10 pour 100. Les solutions plus faibles ne fixent pas assez bien. Les pièces qui doivent être très fraîches seront, avant d'être mises dans le liquide fixateur, débitées en petits morceaux dont les dimensions ne doivent pas dépasser un centimètre. Les fragments plus volumineux ne permettent pas d'obtenir des résultats sûrs.

Pour le durcissement, on prendra des soucoupes plates dont le fond sera garni de papier buvard afin d'empêcher la torsion des petites pièces. On renouvelle la solution de formol le deuxième jour. Le durcissement est suffisant en général, au bout de 4 jours ; toutefois, on peut encore colorer des coupes provenant de pièces ayant séjourné pendant plusieurs années dans le formol. Dans le cas où on ne veut recourir à aucune autre méthode de coloration et où on se contente de préparer la névroglie, il sera préférable de ne pas se servir de formol simple et de mettre les pièces fraîches dans la solution d'alun de chrome et de cuivre que nous allons décrire plus bas et à laquelle on ajoutera du formol à 10 pour 100 (renouveler la solution au bout de 2 jours).

b) La macération dans cette solution est possible pour les pièces fraîches comme pour celles qui ont séjourné dans le formol. Les coupes qui ont macéré dans les chromates rendent également possible la coloration de la névroglie, dans le cas où au lieu de la solution de *Müller* on a employé une solution saturée (à 5 pour 100 environ) de bichromate de potasse ; mais on n'est pas certain, dans ce cas, d'éviter la coloration du cylindre-axe.

Weigert recommande la solution suivante, comme liquide de macération tout à fait approprié à l'étude de la névroglie :

Acétate d'oxyde de cuivre à. . . .	5 p. 100.
Acide acétique ordinaire à. . . .	5 —
Solution d'alun de chrome à. . . .	2,5 —

On fait d'abord bouillir l'alun de chrome dans l'eau (à froid il se produit un précipité). Au moment où l'ébullition atteint son maximum, on éteint la flamme, on ajoute d'abord l'acide acétique, puis l'acétate d'oxyde de cuivre en poudre fine, on remue énergiquement et on laisse refroidir.

Cette solution peut servir aussi pour la préparation des gaines à myéline, car elle ne forme pas de précipités sur les pièces chromées et d'un autre côté elle a l'avantage sur la solution du sel de Seignette de rendre inutile une seconde cuivration avec une solution monohydratée du sel de cuivre.

On laisse séjourner les pièces dans cette solution (additionnée de formol à 10 pour 100) pendant 8 jours à la température de la chambre. Un séjour plus long n'est pas nuisible. Les pièces sont ensuite rincées, déshydratées et montées à la celloïdine.

2) *Réduction.* — La réduction est différente selon que les pièces sont chromées ou cuivrées ; dans le premier cas, la coloration de la névroglie ne donne pas encore pour le moment des résultats satisfaisants. Pour les pièces cuivrées, la réduction énergique de *Lustgarten* est à recommander (permanganate de potasse et acide sulfureux). Elle a été légèrement modifiée par *Weigert* qui employa le *chromogène* (1), permettant d'obtenir une teinte de contraste.

La solution aqueuse de chromogène n'ayant pas une action suffisamment forte, on dissout du chromogène à 5 pour 100 et de l'acide formique à 5 pour 100 dans l'eau ; on filtre et on ajoute, avant de s'en servir, à 90 centimètres

---

(1) Le chromogène est un composé de la naphtaline, c. a. d. le sel acide de soude des 3-6 bisulfates des 1-8 bioxynaphtols. La solution a une réaction acide et agit en réduisant.

cubes de ce liquide, 10 centimètres cubes d'une solution à 10 pour 100 de sulfite de soude (celui qu'on emploie en photographie).

Les coupes sont ensuite mises pendant une durée de 10 minutes environ dans une solution à 1/3 pour 100 à peu près de permanganate de potasse, elles sont lavées à l'eau avec soin pour les débarrasser du permanganate; quand l'eau est à son tour enlevée, on verse la liqueur de réduction. Les coupes qui, tout d'abord, avaient une teinte brune, sont rapidement décolorées, mais il sera préférable de les laisser de 2 à 4 heures dans cette solution.

Si on colore à ce moment les coupes, les fibres de la névroglie sont bleues, le tissu conjonctif est incolore. Si l'on ne tient pas à ce que le tissu conjonctif reste incolore, on peut recourir au procédé suivant. En l'employant, le tissu collagène a bien une teinte bleue tirant un peu sur le violet, mais les fibres de la névroglie deviennent beaucoup plus foncées, les fibrilles fines ressortent mieux; quant aux cellules nerveuses, aux cellules épendymaires et aux cylindres-axe plus grossiers on les voit prendre une teinte jaunâtre. A cause de ces différents avantages, il y aura lieu de recourir à la coloration de contraste et on procédera de la façon suivante:

Coloration de contraste. — On laisse pendant la durée de la nuit (plus la durée est longue, meilleurs sont les résultats) les coupes après les avoir deux fois lavées à l'eau dans une solution simple, saturée et aqueuse de chromogène à 5 pour 100, qu'on aura filtrée auparavant avec soin. Une fois les coupes lavées à deux reprises, on procédera directement à la coloration. Les coupes perdent facilement, tant dans l'eau que dans l'alcool, leur colorabilité, mais si on a soin de les déposer dans un mélange d'acide oxalique et d'alcool (90 centimètres cubes d'alcool à 80° + 10 centimètres cubes d'acide oxalique à 5 pour 100). elles peuvent la conserver pendant plusieurs jours ; la coloration même est peut-être rendue plus stable de la sorte. Récemment *Weigert* a employé un mélange d'alcool et d'acide picrique, composé de la façon suivante : solution saturée d'acide picrique, 10 centimètres cubes ; carminate de soude à 1 pour 100, 2 centimètres cubes ; alcool à 96°, 90 centimètres cubes.

3) *Coloration proprement dite* (méthode de la fibrine modifiée). — On emploie, au lieu de la solution aqueuse de violet de méthyle, une solution alcoolique (alcool à 70°-80°), saturée à chaud, décantée après refroidissement et non additionnée d'huile d'aniline, mais à la rigueur additionnée de 5 pour 100 d'une solution à 5 pour 100 d'acide oxalique, artifice qui rendra la stabilité bien meilleure. La solution de biiodure de potassium est une solution saturée d'iode, dans une solution à 5 pour 100 d'iodure de potassium. On emploiera le xylol à l'aniline dans des proportions égales (non pas comme jusqu'ici dans les proportions de 2 : 1).

Les coupes sont colorées sur les lames de verre ; pour qu'elles ne fassent pas de plis, on les recueille avec la lame même, préalablement frottée avec de l'alcool, dans une grande soucoupe remplie d'eau ; on fait couler par gouttes la solution de violet de méthyle sur la coupe séchée.

La coloration se fait presque immédiatement. La solution de biiodure de potassium est également versée par gouttes sur la coupe (colorée et séchée) et enlevée de suite.

Le lavage au xylol à l'huile d'aniline doit être aussi complet que possible. Avant de mettre la préparation dans le baume, il faut laver au xylol pur avec soin, car la préparation ne se conserverait pas s'il en était autrement ; de plus, comme la névroglie est beaucoup plus sensible que la fibrine, les préparations, par extraordinaire, se conservent mieux, si on les laisse pendant quelques jours exposées à la lumière du jour (le contraire a lieu, on le sait, dans la méthode de *Golgi-Cajal*).

Weigert a tout récemment recommandé de remplacer le baume de Canada par le vernis de succin, qu'on fait chauffer directement sur la lame au-dessus d'une flamme.

Cette méthode transcendante ainsi employée ne possède pas encore, à vrai dire, une sûreté absolument mathématique. Mais *Weigert*, d'après les communications privées qu'il nous a faites, paraît avoir enfin trouvé les perfectionnements désirables en recourant à l'emploi d'un autre liquide de macération. Il serait de plus arrivé à rendre sa méthode applicable à l'étude du système nerveux chez tous les animaux, ce qui tout d'abord était impossible, l'application de la méthode ne réussissant que chez l'homme. Ce qui constitue l'énorme avantage et la grande importance de la méthode de *Weigert* c'est qu'elle est applicable à l'anatomie pathologique pour laquelle on désirait l'avoir. De plus, *Weigert* put résoudre le problème si controversé de la structure et de la nature de la névroglie ; il démontra en effet, à l'aide de sa méthode, que les fibres émanent du protoplasma et que la névroglie n'est pas une substance nerveuse.

MÉTHODE DE COLORATION DE BENEKE

1) Durcir dans l'alcool, monter dans la paraffine.

2) Couper ; les coupes sont comme d'habitude débarrassées de la paraffine sur la lame de verre.

3) Colorer pendant 10 à 20 minutes dans une solution aqueuse de violet de gentiane à l'aniline.

> Aniline. . . . . . 10 grammes.
> Eau distillée. . . . 100 —

Filtrer et ajouter 5 à 10 gouttes d'une solution concentrée de violet de gentiane.

4) Laver ; se servir de la solution de *Lugol*.

> Iode. . . . . . . 4 grammes.
> Iodure de potassium. . 6 —
> Eau distillée. . . . 108 —
> (Laisser une minute.)

5) Sécher complètement avec du papier buvard disposé en plusieurs épaisseurs.

6) Xylol à l'aniline (2 : 3) ; la teinte violette disparaît.

7) Xylol pur, une fois que la coupe est déshydratée et claire, baume.

Les cellules et les fibres de la névroglie sont colorées en violet bleu ou rougeâtre, les éléments nerveux proprement dits, sauf les noyaux cellulaires, restent incolores.

Cette méthode, comme la méthode élective de *Weigert* de la coloration de la névroglie est basée sur la méthode de la fibrine de *Weigert*, mais dans celle-ci le rapport de l'aniline au xylol est de 2 pour 1, l'aniline formant l'élément décolorant.

Cette coloration paraît donner des préparations durables, mais par rapport à la nouvelle méthode de *Weigert* elle demeure insuffisante.

MÉTHODE DE COLORATION DE KULSCHITZKY

1) Durcir à l'obscurité dans la solution de *Kulschitzky* (1).

2) Mettre dans l'alcool à 96° en ayant soin de ne pas laver auparavant, monter à la paraffine, couper.

3) Colorer dans :

Couleur rubis acide (brevetée). . . . . 0.25 grammes.
Solution saturée d'acide picrique. . . . .)
Solution d'acide acétique glacial à 2 p. 100. .) *aa* 100 grammes.
  (Laisser pendant quelques secondes seu'ement).

4) Alcool à 96°, alcool absolu, xylol, baume. Les coupes doivent être très fines.

La névroglie apparaît en violet rougeâtre : les éléments nerveux, si la coloration a été de courte durée, n'appa-

---

(1) Solution de Kulschitzky : Solution saturée alcoolique (50 pour 100) de bichromate de potasse et de sulfate de cuivre. Au moment de s'en servir, ajouter pour une quantité de 100 grammes, 6 gouttes d'acide acétique glacial. Conserver à l'obscurité.

raissent presque pas ; dans le cas contraire, ils prennent une teinte rougeâtre tirant sur le jaune.

Plus récemment, *Kulschitzky* a employé la solution colorante suivante : alcool à 96°, 100 grammes ; solution de couleur rubis acide (brevetée) (comme plus haut), 3 à 5 grammes. La coloration demande pour se faire une demi-heure et même davantage.

La coloration du système nerveux périphérique.

Il nous faudra décrire pour l'étude du *système nerveux périphérique* les mêmes méthodes et les mêmes procédés (mutatis mutandis) que pour le *système nerveux central*.

De même que pour le système nerveux central, mais d'une façon beaucoup plus générale, on pourra recourir dans l'étude du système nerveux périphérique à la méthode de la *dissociation* ; on aura soin toutefois de n'opérer que sur des segments nerveux très courts, les segments plus longs étant en général très difficiles à dissocier.

A côté de la méthode au chromate d'argent de *Golgi*. du procédé d'*Erlich* basé comme on sait sur les injections sous-cutanées de bleu de méthylène, nous ajouterons comme procédés pouvant être employés, la coloration de *Weigert* et de *Marchi*, la modification d'*Azoulay* (voyez page 132), et la coloration avec du carmin, de l'hématoxyline ou de la nigrosine. Pour mettre en évidence les *terminaisons nerveuses* dans les fibres musculaires et les vaisseaux, on pourra avoir recours à la méthode suivante :

MÉTHODE DE CHR. SIHLER

Le procédé opératoire peut se décomposer en 3 temps :

1) Faire macérer.

2) Colorer avec de l'hématoxyline les faisceaux musculaires à l'état de relâchement.

3) Traiter ensuite avec de l'acide acétique à cause de la surcoloration.

Liquide de macération :

Acide acétique ordinaire.	1 partie.
Glycérine.	1 —
Solution aqueuse à 1 p. 100 d'hydrate de chloral..	6 parties.

Liquide de coloration :

Hématoxyline (d Ehrlich).	1 partie.
Glycérine.	1 —
Solution aqueuse à 1 p. 100 d'hydrate de chloral..	6 parties.

On laisse séjourner les pièces pendant 18 heures dans le *liquide de macération,* on les met ensuite dans de la glycérine pendant une à deux heures ; on dissocie grossièrement les faisceaux musculaires et on les met dans le *liquide colorant* où ils séjournent de 3 à 10 jours ; on les reporte ensuite dans la glycérine, qui sera renouvelée plusieurs fois, on les dissocie finement et enfin on les soumet à l'action de l'acide acétique. Plus les préparations séjournent dans la glycérine, mieux la coloration réussit.

Au moment où l'on sort les faisceaux musculaires du

liquide colorant, le tout est uniformément bleu à l'exception des noyaux qui sont bleu noir. Sous l'influence de
l'acide acétique, la plus grande partie de la masse du tissu
musculaire perd sa couleur; seuls l'élément fibrillaire et les
fibres nerveuses restent colorés.

Les fibres musculaires ainsi traitées sont d'un bleu mat,
avec des stries longitudinales et transversales d'un bleu
plus foncé; les fibres nerveuses dépourvues de myéline
ont la même teinte; les fibres à myéline sont foncées et
tous les noyaux ont une teinte bleu noir.

Cette méthode qui est simple et sûre donne des résultats aussi bons que ceux que fournissent les méthodes à
l'or, d'un maniement beaucoup plus difficile.

MÉTHODE DE COLORATION A L'OR DE RANVIER

On dissocie des fragments frais de tissu musculaire,
on les met ensuite dans du jus de citron fraîchement
exprimé et filtré où ils séjournent de 5 à 10 minutes.
Quand ils sont devenus transparents, les fragments sont
lavés et reportés pendant une durée qui varie de 10 minutes à une heure dans une solution aqueuse à 1 pour 100
de chlorure d'or. Les pièces sont ensuite lavées une
deuxième fois et mises dans une solution faible d'acide
acétique (2 gouttes pour 50 grammes d'eau distillée) dans
laquelle, au bout de 24 à 48 heures, l'or est réduit sous
l'action de la lumière.

Les pièces colorées en violet rouge peuvent être durcies à l'alcool et sont ou coupées ou dissociées à nouveau
avec soin.

Tout récemment, *Frey* indique une autre coloration à l'or. Il s'était fondé sur le principe que *Muschenkoff* (1) avait recommandé pour la préparation des terminaisons nerveuses dans le muscle strié, principe dans lequel l'emploi d'une solution de bichromate d'ammoniaque, avant d'aciduler et de chlorurer, paraissait jouer un rôle important. Toutefois *v. Frey* ne put appliquer ce procédé à l'étude des terminaisons nerveuses dans la peau de l'homme.

MÉTHODE DE COLORATION A L'OR D'APRÈS VON FREY

Elle sert à la préparation des nerfs à myéline et des appareils terminaux qui en font partie. On fait durcir pendant assez longtemps dans une solution aqueuse à 2 pour 100 de bichromate d'ammoniaque des petites pièces, on les lave ensuite pendant 10 minutes environ à l'eau courante et on les reporte enfin dans un bain d'or contenant du chlorure d'or à 1 pour 100 et de l'acide chlorhydrique à 1 pour 100. Au bout d'une heure on lave les pièces superficiellement et on les met dans de l'acide chromique à 1/50 pour 100, dans lequel, en évitant l'action de la lumière, la réduction se fait lentement. Après 24 heures on emploiera l'hyposulfite de soude (des photographes) pour chasser l'or qui n'aurait pas encore été réduit.

---

(1) Muschenkoff. *Zeitschr. f. wissensch. Microscopie*, V. St. 52.

Ce procédé de fixation donne de bien meilleurs résultats encore sur les coupes ; ces dernières, sans qu'il soit besoin de le dire, devront, sans montage, être coupées directement avec le microtome à congélation.

Le lavage et l'emploi de l'étuve doivent être évités. *Frey* durcit les pièces dans la *chambre à congélation* où il les laisse pendant au moins 2 semaines. C'est surtout sur les coupes épaisses qu'on pourra suivre nettement le parcours et la distribution des fibres à myéline.

Nous ferons remarquer qu'il ne s'agit pas ici d'*une coloration de structure*, comme cela a lieu en général pour la méthode de l'or, mais d'une *coloration par le précipité*. Certains espaces, comme *ceux qui contiennent de la myéline* se trouvant comblés par de la poussière d'or.

Si l'excès d'or n'est pas chassé par un fixage d'extraction, on voit se produire sous l'action de la lumière (et surtout rapidement dans le baume) une coloration variant du rouge brun au violet des autres éléments de la peau : on a alors obtenu une véritable coloration de structure.

Pour préparer les terminaisons des nerfs dans l'épaisseur de la peau, sur des pièces durcies, on peut encore recommander le procédé suivant :

MÉTHODE DE HELLER

1) Durcir dans la liqueur de *Müller* (1 jour à plusieurs mois).

2) Couper avec le microtome à congélation (ne pas faire des coupes trop fines.)

3) Laver, reporter dans l'acide osmique à 1 pour 100 (de un à deux jours, à 37°.)

4) Réduire dans :

Sulfite de soude. . .	125 grammes.	
Carbonate de soude. .	70	—
Eau distillée. . . .	500	—
Acide pyrogallique.. .	15	—

Les coupes deviennent alors foncées ou noires.

5) Différencier avec du permanganate de potasse (la solution doit être violet clair.)

6) Reporter dans une solution de 1-2 pour 100 d'acide oxalique.

7) Conserver dans la glycérine. Si l'on veut employer le baume de Canada il est nécessaire de déshydrater d'abord lentement et d'éclaircir les coupes dans de l'huile de girofles.

Les nerfs apparaissent d'un noir intense, le reste du tissu est jaune vert. La graisse également a une teinte noire.

La fraîcheur des pièces n'a pas, dans ce procédé, grande importance. Le montage à la celloïdine paraît impraticable, car l'éther et l'alcool peuvent dissoudre la myéline et par conséquent empêcher la réaction de l'acide osmique (à l'encontre de ce qui se produit pour le système nerveux central). Cette méthode par contre réussit bien avec des coupes du système nerveux central déjà préparées pour la coloration de *Weigert*; mais *l'osmiation du système nerveux central* exige une déshydration complète entre les différentes manipulations; s'il n'en était pas ainsi, il se produirait plus tard des processus de réduction et d'oxydation.

VI. Considérations générales pratiques pour la préparation du système nerveux central et périphérique à l'état normal et à l'état pathologique.

Les méthodes de préparations applicables à l'étude du système nerveux et en particulier du système nerveux central sont tellement différentes de celles qu'on applique à l'étude des autres organes, qu'il nous paraît indispensable de donner quelques indications générales à ceux qui s'intéressent à ce genre de recherches. Si les pièces des cerveaux, par exemple, doivent servir pour des études d'anatomie *macroscopique*, pour des recherches d'anatomie comparée par exemple, le procédé le meilleur sera de les mettre, après les avoir enlevées, directement dans une solution de formol de 5 à 10 pour 100.

Quand il s'agit de cerveaux volumineux, ceux de l'homme, du singe, etc., il sera avantageux de bien enlever la pie-mère quelques jours après la macération dans la solution de formol.

Des données fournies par les recherches faites dans notre laboratoire, il résulte qu'on peut conserver pendant de longues années des cerveaux dans la solution de for-

mol, sans qu'il se produise de notables processus de ratatinement. Le cerveau conserve dans cette solution presque
complètement sa forme; il ne se produit en effet qu'un
léger aplatissement; de plus le poids du cerveau, même
après un séjour de deux ans dans une solution de formol
à 10 pour 100, ne présente qu'une bien légère augmentation de poids qui varie seulement de 1 à 2 pour 100,
comme nous l'avons précédemment indiqué.

Quand il s'agit de faire des recherches macroscopiques
sur des cerveaux de petits animaux tels que le chat, le
lapin, etc., on éprouve les plus grandes difficultés pour
enlever la pie-mère. Quand on veut étudier en détail une
circonvolution cérébrale et au besoin faire des photographies de l'organe lui-même, il y a avantage à laisser le
cerveau frais pendant 24 heures dans une solution aqueuse
saturée de chlorure de zinc. Tout d'abord le cerveau flotte
dans le liquide puis peu à peu il tombe au fond du vase
que l'on aura préalablement garni avec de la ouate. Après
24 heures de séjour, la pie-mère s'enlève facilement ;
l'organe est ratatiné ; une fois qu'il est débarrassé de son
enveloppe piale, il est placé et conservé dans la solution
de formol.

L'assertion des observateurs qui prétendent que le
formol n'altère pas la substance grise n'est exacte que
lorsqu'il s'agit d'un court séjour, de quelques mois, par
exemple. Au bout d'un temps plus long, la légère diffé-
rence de teinte que présentent les substances blanche et
grise, s'efface, bien que des caractères plus grossiers per-
sistent, même encore après 2 ans. On peut aussi, nous le

savons, conserver les cerveaux dans l'alcool, le chlorure de zinc, ainsi que dans une solution saturée de chlorure de sodium et même dans d'autres liquides de fixation, mais aucune de ces solutions ne jouit des mêmes avantages que le formol.

Pour les démonstrations d'anatomie macroscopique qui se font à l'aide de coupes cérébrales et médullaires, on peut également avoir recours aux bains prolongés pendant 2 ou 3 mois dans les solutions de sels de chrome, suivis de l'immersion ultérieure dans l'alcool à 80° ou 90°. Par ce moyen les caractères grossiers de la substance blanche et de la substance grise sont rendus beaucoup plus apparents qu'après séjour dans la solution de formol. Pour les recherches *microscopiques,* il faut se souvenir des indications suivantes.

Chaque cas pathologique exige telle ou telle méthode spéciale. D'une façon générale on peut dire que pour les processus chroniques datant de plusieurs années c'est surtout à la méthode de la coloration des gaines myéliniques et de la névroglie de *Weigert* et aux colorations au carmin, qu'il faudra avoir recours, tandis qu'on mettra toujours en pratique les méthodes de *Marchi* et de *Nissl* pour les processus aigus.

En dehors des affections à évolution tout à fait chronique, on ne pourra jamais obtenir un examen détaillé et considérer les résultats comme complets si on n'utilise pas ces deux importantes méthodes.

En ce qui concerne la dégénération des gaines myéliniques, les recherches modernes ont montré qu'en employant la méthode de *Marchi*, on pouvait constater des lésions certaines alors que la méthode de *Weigert* n'avait rien révélé. Dans cet ordre d'idées, les anatomo-pathologistes devraient se souvenir de l'aphorisme de *Mendel*, à savoir qu'une méthode, donnant d'excellents résultats lorsque ceux-ci sont positifs, ne pourrait être considérée comme ayant la même valeur lorsque ces résultats sont négatifs.

La méthode de *Weigert* permet d'obtenir des préparations très nettes quand il s'agit de dégénérations compactes et anciennes, mais elles sont tout à fait insuffisantes lorsqu'il s'agit de lésions récentes de la névroglie ou de dégénérations disséminées et diffuses. C'est alors la méthode de *Marchi* qui donne les meilleurs résultats. Nous croyons cependant insister sur ce point que les préparations obtenues à l'aide de la coloration de *Marchi* doivent être examinées avec le plus grand soin. On doit en faire une critique minutieuse, car on peut obtenir, même à l'état normal, dans le cerveau et la moelle, des fragments disséminés d'une façon lâche le plus souvent petits et arrondis. Ainsi est-il indispensable de pratiquer non seulement des coupes transversales, mais encore des coupes longitudinales, car l'apparition de portions dégénérées disposées sous forme de chaîne est tout à fait caractéristique de la vraie dégénérescence.

Même dans les affections à marche chronique il sera bon de ne pas négliger l'emploi de la coloration de *Marchi*, car des altérations pathologiques de date plus récente peuvent coexister avec d'autres altérations beaucoup plus anciennes. On appliquera de même la méthode de *Nissl* aussi bien à l'étude des processus anciens qu'à celle des processus récents. Mais la méthode de *Nissl* et ses modifications est surtout indispensable dans l'appréciation des processus survenant à la suite des intoxications et des infections, alors qu'il s'agit de préciser nettement les altérations qu'ont subies les cellules nerveuses. Plus que toutes les autres, cette méthode nous permet en effet de faire une étude plus détaillée et plus minutieuse des altérations de structure qu'ont subies les corps cellulaires et leurs prolongements protoplasmiques. *Les colorations au carmin* qu'on emploie pour des pièces traitées par le chrome ne peuvent jamais donner des résultats indiscutables, car les altérations des cellules nerveuses déjà très rares par elles-mêmes, sont le plus souvent considérées comme des productions artificielles dues au mode de durcissement; elles ne sont pas d'ailleurs exemptes d'objections. *Le problème si controversé de l'emploi du carmin pour l'appréciation des altérations fines de la structure des cellules nerveuses nous semble à présent résolu.*

Je voudrais ajouter quelques exemples encore, car ils prouveront la justesse des observations précédentes.

S'il s'agit d'une lésion localisée de date ancienne, remontant par exemple à plusieurs années, une destruction de l'écorce cérébrale à la suite d'un traumatisme, un hématome ancien du cerveau, par exemple, et qu'il soit nécessaire de rechercher des dégénérations secondaires consécutives, il faudra recourir à la coloration de *Weigert* et, le cas échéant, à celle du carmin ; on ne pourra, par contre, dans ces cas, obtenir de bons résultats en employant la méthode de *Marchi*.

S'agit-il, au contraire, d'une affection aiguë, ayant déterminé une mort rapide (lésion traumatique du cerveau ou de la moelle, myélite aiguë, poliomyélite aiguë, etc.), il faudra utiliser en même temps que les méthodes ordinaires, surtout les colorations de *Marchi* et de *Nissl*.

Dans les affections chroniques du système nerveux central, au cours desquelles peuvent toujours survenir de nouvelles poussées (sclérose multiple, syringomyélie, paralysie bulbaire, sclérose latérale amyotyophique etc.), on devra employer simultanément et la coloration de *Weigert* et celle de *Marchi*, et enfin en même temps que les *colorations au carmin*, la méthode de *Nissl*. Cette dernière s'applique en effet plus particulièrement à l'étude des altérations des cellules nerveuses dues à des causes générales (infections, intoxications) ou encore s'il s'agit de préciser la lésion des cellules nerveuses en tant que parties constituantes des neurones. (Examen des noyaux nerveux dans les amputations, neuritides, etc.).

Dans les formes chroniques des maladies de l'encéphale qui s'accompagnent de troubles des fonctions, la paralysie générale progressive par exemple, en dehors des méthodes de *Weigert* et de *Marchi* destinées à l'étude des fibres myéliniques, on aura recours à celle de *Nissl* qui nous dévoilera les altérations éventuelles des cellules nerveuses, et encore à la méthode de la névroglie de *Weigert* qui permettra d'apprécier les lésions peu étendues de la substance nerveuse et les proliférations secondaires compensatrices de la névroglie.

De ces quelques exemples il ressort avec évidence

qu'on devra appliquer à chaque cas spécial une méthode différente de coloration. Toute schématisation est dès lors impossible, car on s'exposerait à de nombreuses omissions.

En ce qui concerne les recherches histologiques portant sur le système nerveux central à l'état normal on ne peut guère, en raison des récents perfectionnements de la technique, utiliser des préparations non colorées et simplement dissociées ; ces deux moyens sont tout au plus applicables à l'étude du système nerveux périphérique.

Parmi les méthodes les plus couramment employées dans notre laboratoire pour la préparation de chacun des éléments normaux qui entrent dans la constitution du système nerveux, nous signalerons les suivants :

a) *Pour le système nerveux central :*

1) *Pour les cellules nerveuses :*

Méthode de *Nissl*, méthode de *Held*.

Méthode au carmin, surtout le procédé de la coloration des pièces avec du carminate de soude.

Méthode à la nigrosine.

Méthode de *Golgi*.

Méthode au bleu de méthylène d'*Ehrlich* (applicable à des fragments à l'état frais).

2) *Pour les gaines à myéline :*

Méthode de *Weigert*, surtout modifiée par *Kulschitzky-Wolters*.

Méthode au carmin.

3) *Pour les cylindres-axe :*

Méthode au carmin.

Méthode à la nigrosine.

Méthode de *Van Gieson*.

Méthode au bleu de méthylène d'*Ehrlich* (applicable à des fragments à l'état frais).

4) *Pour la névroglie :*

Méthode de *Weigert*.

5) *Pour les noyaux :*

Hématoxyline à l'alun.

b) *Pour le système nerveux périphérique :*

1) Pour les *nerfs durcis,* les méthodes indiquées plus haut servant à la préparation des cylindres-axe et des gaines myéliniques.

2) Pour les *nerfs à l'état frais,* le procédé de l'acide osmique à 1 pour 100 et de la dissociation dans la glycérine (pour les gaines) ou la solution de nitrate d'argent et la dissociation dans la glycérine comme nous l'avons indiqué.

BIBLIOGRAPHIE

Boehm und Oppel. — Taschenbuch der microscopischen Technik. 1896.

Fol. — Lehrbuch der vergleichenden microscopischen Anatomie. 1896.

Friedlander-Eberth. — Microscopische Technik. 1895.

Goodall. — The microscopial examination of the humain brain. London, 1894.

Israel. — Practicum der pathologischen Histologie. 1893.

Kahlden (von). — Technik der histologischen Untersuchung pathologisch-anatomischer Präparate. 1895.

Loewenthal. — Handbuch der Färberei der Spinnfasern. 1895.

Mercier. — Les coupes du système nerveux central. Paris, 1894.

Ranvier. — Manuel d'histologie. 1888.

Rawitz. — Leitfaden für histologische Untersuchungen. 1895.

Stöhr. — Lehrbuch der Histologie und der microscopischen Anatomie des Menschen mit Einschluss der microscopischen Technik. 1897.

Albrecht und Störck. — Beitrag zur Paraffin-Methode. *Zeitschrift für wissenschaftliche Microscopie und microscopische Technik.* XIII.

Allerhand. — Eine neue Methode zur Färbung des Central-Nervensystems. *Neurolog. Centralbl.* 1897, p. 727.

Apathy. — Methylenblau. *Zeitschrift für wissenschaftliche Microscopie und microscopische Technik*. 1892.

Aronson. — Ueber die Anwendung des Galleïns für die Färbung des Centralnervensystems. *Centralbl. f. med. Wissensch.* 1890.

Azoulay. — Markscheiden- und Nervenzellenfärbung. *Neurol. Centralbl.* 1895, n° 7.

Berkley. — Die Osmium-, Kupfer-, Haematoxylinfärbung. *Neurol. Centralbl.* 1892.

Berliner. — Plastische Reproduction pathologisch-anatomischer Präparate. *D. med. Wochensch.* 1892, n° 48.

Bethe. — Eine neue Methode der Methylenblaufixation. *Anat. Anzeiger.* 1896.

Cajal. S. Ramón y. — Modification de la méthode de coloration au bleu de méthylène d'Erhrlich-Dógiel. *Rivist. trimestr. microscop.* Vol. I, fasc. 2 y 3.

—   La rétine des vertébrés. 1893.

Cox. — Imprägnation des Central-Nervensystems mit Quecksilber-Salzen. *Arch. f. microscop. Anat.* XXXVII, 1891.

—   Ueber den fibrillären Bau der Spinalganglienzellen. Festchrift herausgegeben von dem Niederländischen Psychiatr. Verein, anlässlich des 25 jährigen Bestehens. Hertogenbusch. 1896, p. 227.

Dejerine. — Anatomie des centres nerveux. Paris, 1895.

Döllken. — Einbettung von Gewebstheilen ohne Alcoholhärtung. *Zeitschr. f. wissench. Microscopie und microscop. Technik.* XIV.

Dogiel. — Structur der Nervenzellen der Retina. *Arch. f. microscop. Anat.* 1895, Bd 46.

Donaldson. — Preliminary observations on some changes caused in the nervous tissues by reagents, commonly employed to harden them. *Journ. of morphology.* Vol. IX. Boston, 1894.

Edinger. — Bau der nervösen Centralorgane. Leipzig, F. C. W. Vogel. 1894.

—   Sammelreferate in *Schmidt's Jahrbüchern.*

—   Zeichenapparat. *Zeitsch. f. wissensch. Microscopie und microscop. Technik.* VIII, 1891.

Ehrlich. — Ueber die Methylenblaureaction der lebenden Nerven-
substanz. *D. med. Wochenschr.* 1886.

Flatau. — Das Photographiren macroscopischer Präparate. *Internat. med.-photogr. Monastsschr* 1895.

— Serien-Längsschnitte durch das ganze Rückenmark. *Anat.
Anzeiger*, 1897.

Flatau. — Veränderungen des Hirngewichts in Formollösungen.
Anat. Anzeiger, 1897.

Flemming. — Die Structur der Spinalganglienzellen bei Säugethie-
ren. *Arch. f. Psychiatrie*, 1887, p. 969.

— Ergebn. der Anatomie und Entwicklungsgeschichte,
1896, p. 277.

— *Anatom.* Hefte 1896, p. 568.

— *Arch. f. microsc. Anat.* 1895, Bd. 46, p. 379.

Franke. — Einbettklötze für Paraffinobjecte. *Zeitschr. f. wissensch. Microscopie und microscop. Technik.* XIII.

Frey (v.). — Eine Goldfärbung des Nervenmarks. *Arch. f. Anat.
und Physiol.* 1897. Supplementband (*Anatom. Abtheilung*).

Gerota. — Contribution à l'étude du formol dans la technique anatomique. *Journ. internat. d'anatomie et de physiol.* T. XII,
F. 3, 1896.

Giacomini. — Guido allo studio delle circonvolazioni cerebrali del-
l'uomo. II. edizione. Torino, 1884.

Gieson (van). — A study of the artefacts of the central nerv. syst.
The topographic alterations of the gray and white matters of the
spinal cord caused by autopsy bruises. New-York, Appleton and
Co. 1892.

Goldscheider und Flatau. — Normale und pathologische Anatomie
der Nervenzellen. Berlin. Kornfeld 1898.

Golgi. — Untersuchungen über den feineren Bau des centralen und
peripherischen Nervensystems. Jena, 1894 (*Gesammelte Abhand-
lungen*).

Greppin. — Beitrag zur Kenntniss der Golgi'schen Untersuchungs-
methoden. *Arch. f. Anat. u. Physiol.* 1889.

Gudden. — Anwendung electiver Färbemethoden am im Formol
gehärteten Centralnervensystem. *Neurolog. Centralbl.* 1897, n° 1.

Held. — Structur der Nervenzellen. *Arch. f. Anatom. u. Physiol.*
1897, III, IV.

Heller. — Osmirung des Rückenmarks. *Berl. klin. Wochenschr.*, 1895, n° 5o.

Hill. — The chrome-silver method. A study of the conditions under which the reaction occurs and a criticism of its results. London, 1896.

Kallius. — Untersuchungen über die Netzhaut der Säugethiere. *Merkel-Bonnet's* Ergebnisse 1894. III.

Kantorowicz. — Thioninfärbung. *Centralbl. f. allgem. Pathologie.* 1894.

Kölliker (v.). — Gewebelehre, II. Theil 1896.

Kopsch. — Erfahrungen über die Verwendung des Formoldehyds bei der Chromsilber-Imprägnation. *Anat. Anzeiger*, 1895. XI.

Krause. — Bau der Retina. *Schmidt's* Jahrbücher. CCXLIX.

Kulschitzky. — Ueber eine neue Methode der Haematoxylinfärbung. *Anatom. Anzeiger.* 1889, IV.

Laskowski. — L'embaumement ; la conservation des sujets. Genève, 1886.

Lenhossék (v.). — Der feinere Bau des Nervensystems im Lichte neuester Forschungen. 1895.

—   Bau der Spinalganglienzelle des Menschen. *Arch. f. Psych.* 1897. Bd. 29.

Mann (G.). — Ueber die Behandlung der Nervenzellen für experimentell-histolog. Untersuchungen. *Zeitsch. f. wissensch. Microscopie u. microsc. Technik.* 1895. Bd. XI.

Marina. — Fixationsmethode für Nissl's und Weigert's Färbung. *Neurol. Centralbl.* 1897, n° 4.

Merk. — Darstellung der Mitosen im embryonalen Nervensystem. *Denkschrift d. Acad. d. Wissensch. zu Wien.* 1888.

Meyer. — (Semi), Vitale Methylenblaufärbung. *Arch. f. microsc. Anat.* 1896, Bd. 47.

Muschenkoff. — Darstellung der Nervenendigungen im quergestreiften Muskel. *Zeitschr. für wissenschaftl. Microscopie.* V.

Nebelthau. — Microscop und Lupe zur Betrachtung grosser Schnitte. *Zeitsch. f. wissensch. Microscopie und microscop. Technik.* 1897, XIII.

Nissl. — Veränderungen der Nervenzellen nach experimentell erzeugter Vergiftung. *Neurolog. Centralbl.* 1896.

—   Nervenzellenanatomie. *Neurolog. Centralbl.* 1896.

NOTHNAGEL. — Topische Diagnostik der Gehirnkrankheiten. 1879.

OBERSTEINER. — Anleitung beim Studium des Baues der nervösen Centralorgane im gesunden und kranken Zustande. 1895.

OBREGIA. — Schnittserien. *Neurolog. Centralbl.* 1890.

ORTH. — Ueber die Verwendung des Formaldehyds. *Berl. klin. Wochensch.* 1896, nᵒ 13.

PAL. — Ueber ein neues grosses Microtom für Gehirnschnitte. *Zeitsch. f. wissensch. Microscopie und wissensch. Technik.* 1893, X.

PERGENS. — Action de la lumière sur la rétine. Trav. fait à l'Institut Solvay. 1897.

— Action de la lumière colorée. Trav. fait à l'Institut Solvay. 1897.

PITRES. — Recherches sur les lésions du centre ovale des hémisphères cérébr. étudiées au point de vue des localisations cérébrales. *Thèse*, Paris, 1877.

POLLACK. — Neuroglia und Neurogliafärbung. *Arch. f. microsc. Anat.* 1896.

— Sammelreferat in *Monastsschr. f. Psychiatrie und Neurologie.* 1897.

RETZIUS. — Das Menschenhirn. 1896.

ROBERTSON. — A modification of Heller's Method of staining medullated nerve fibres. *Brit. med. Journal.* 1897, p. 651.

RONCORONI. — Colorazione del Prolungamenti protoplasmatici delle Cellule di Purkinje e dei cilindrassi prepio induramento dei pezzi in cloruro di platino e liquido del Muller. *Arch. per le science medicale.* Vol. XX, 1796, nᵒ 9.

SCARPATETTI. — Ueber die Anwendung electiver Färbemethoden am in Formol gehärteten Centralnervensystem. *Neurolog. Centralbl.* 1897, nᵒ 5.

SCHAPER. — Zur Sublimatfixation. *Anatom. Anzeiger.* XIII, nᵒ 17.

SCHIEFFERDECKER. — Signiren von Präparaten. *Zeitschr. f. wissensch. Microsc. u. microsc. Technik.* XIII.

SCHMAUS. — Technische Notizen zur Färbung der Axencylinder. *Münch. med. Wochenschr.* 1891, nᵒ 8.

SCHOEBEL. — Signiren von Präparaten. *Zeitschr. f. wissensch. Microscopie u. microsc. Technik.* XIII.

SIEMERLING-EDINGER. — Die Technik der Gehirnsection. *Zeitschr. f. Psychiatrie.* 1894.

STRASSER. — Schnittserien, ihre Nachbehandlund bei Paraffin-einbel-
tung. *Zeitschr. f. wissensch. Microscopie.* 1891.

STROEBE. — Axencylinderfärbung. *Centralbl. f. allgemeine Pathol.
und pathol. Anatomie.* 1893, IV.

TANDLER. — Zur Technik der Celloidinserien. *Zeitschr. f. wissensch.
Microscopie und microscop. Technik.* XIV.

VIRCHOW. — Sectionstechnik.

WALLENBERG. — Directe Copie gefärbter Schnittpräparate des Central-Nervensystems. *Internat. photograph. Monatsschrift für
Medicin und Naturwissenschaften.* 1896.

WEIGERT. — Markscheidenfärbung. *D. med. Wochenschr.* 1891,
n° 42-43.

WEIGERT. — Technik. MERKEL-BONNET. *Ergebnisse der Anatomie
und Entwickelungsgeschichte.* 1893, III.

—   *Die Golgi'sche Methode.* MERKEL-BONNET. *Ergebnisse der Anatomie und Entwickelungsgeschichte
(nebst Litteraturangabe).* 1895, V.

—   Beiträge zur Kentniss der normalen menschlichen Neuroglia. Frankfurt a. M. 1895.

WOLTERS. — Drei neue Methoden für Mark- und Axencylinderfärbung. *Zeitschr. f. wissensch. Microscopie.* 1890.

ZANKE. — Messung des Schädelinnenraumes. *Neurolog. Centralbl.*
1897, n° 11.

ZIEHEN. — Eine neue Färbungs-Methode des Central-Narvensystems.
Neurolog. Centralbl. 1891.

TABLE DES MATIÈRES

CHARTRES. — IMPRIMERIE DURAND, RUE FULBERT.

www.ingramcontent.com/pod-product-compliance
Ingram Content Group UK Ltd
Pitfield, Milton Keynes, MK11 3LW, UK
UKHW020153130726
13696UKWH00002B/484